高血壓&高血糖

靠自己改善

預防「心血管疾病」的保健法

心臟血管研究所 所長
山下武志
監修

楓葉社

心血管疾病的嚴重程度會因為 「自覺性」與「預防對策」而大不同

在平均壽命增加的現代社會裡，許多人都有心絞痛、心肌梗塞、腦中風等心血管疾病。據悉，心臟功能衰退的「心臟衰竭」患者在日本已超過120萬人，隨著高齡化社會的到來，這個數字還在創新高。

然而，有許多人都認為自己不可能得到心血管疾病，依然照常過著每一天。

等到他們真的出現胸痛等症狀時，才驚覺狀況好像有點不太妙，突然擔心起自己的性命安危了。接著，還會想起一些事情，例如：朋友好像也有心律不整，父母親也因為心肌梗塞過世了等等。讓自己變得愈來愈焦慮，對自己的症狀愈來愈敏感，最後才開始思考：「我現在該怎麼做才不會得到心血管疾病？」

心臟與血管是活著的最後一道防線。這樣毫無章法的對待方式真的好嗎？

儘管不是人人都有心血管疾病，但在邁入高齡化社會的日本，許多人終究會得到心血管疾病也是不爭的事實。

因此，保持「自己總有一天也可能得到這些病」的自覺性以及採取預防措施都是必要的。

心臟與血管都會隨著年齡增加而逐漸老化。不同於胃、腎臟等內臟器官，心臟與血管都無法只切除局部的病變部分，且一旦出問題就跟癌症一樣，就算治療好也不可能恢復到原來的狀態。

不過，並不是所有的心血管疾病都那麼可怕的。心血管疾病有很多種，有些的確攸關性命，有些稍加留意即可，有些甚至是完全不需要擔心。

更何況只要改善生活習慣，控制好血壓與血糖，靠自己的力量也可以預防心血管疾病的發生，或防止病情更加惡化。有沒有採取「自己做得到的預防對策」在5年、10年後就會看出明顯的差異。

一輩子都不要發生心血管疾病當然是最好的結果，但就算真的得到心血管疾病，難道各位不想把病情控制在輕微的程度就好嗎？

這本書將告訴各位具體的預防對策，希望各位務必讀到最後。

心臟血管研究所所長　山下武志

CONTENTS

比癌症更可怕！心血管疾病

第 1 章

一定要知道的心臟功能與血管功能

第 2 章

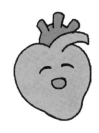

第3章　一點都不難！有益心臟與血管的生活習慣

第4章 這些人都要注意心血管疾病！

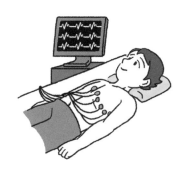

 第 **5** 章 不可忽略的
「心臟病警訊」

 第 **6** 章 一定要認識的
心血管疾病

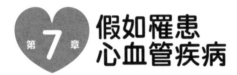

第7章　假如罹患心血管疾病

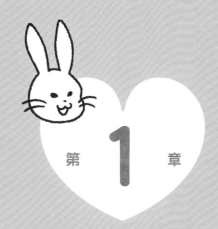

第 **1** 章

比癌症更可怕！
心血管疾病

你得到心血管疾病的風險有多高？

　　許多人都不想得到心血管疾病，卻不清楚自己的心臟與血管健不健康。請根據目前的「疾病狀況」、「生活習慣」以及「身體狀況」確認自己得到心血管疾病的危險程度。

符合的項目請勾選！

疾病狀況

□有高血壓、糖尿病、血脂異常症等生活習慣病，但並未接受治療。或是已在治療，但不清楚相關數值

□肥胖、新陳代謝症候群

□心臟病
（心絞痛、心肌梗塞、心律不整、心臟瓣膜疾病、心肌症等等）

□與動脈硬化有關的疾病（腦梗塞、下肢周邊動脈阻塞疾病等等）

□經常忘記吃藥

□家族疾病史當中有人因心臟病猝死

生活習慣

□抽菸

□幾乎不運動

□喜歡口味鹹的食物

□總是吃到全飽，即使體重增加也沒有減少食量

□每天喝酒。或每次喝酒的純酒精重量都超過20ｇ[※]

□經常覺得工作壓力大或生活壓力大

※純酒精重量20g的酒相當於1罐的中瓶啤酒、將近2杯的紅酒、1合（約180㎖）的日本酒。其他酒類請參考54頁。

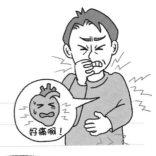

身體狀況

☐ 上樓梯時會上氣不接下氣

☐ 活動時偶爾覺得胸痛

☐ 襪子勒痕不容易消失

☐ 喝酒的隔天早上會心悸

☐ 心悸持續 10 分鐘左右才會停止

☐ 曾失去意識昏倒

☐ 體重在 1 星期內增加 3～4kg

☐ 最近突然沒有食慾

☐ 牙齒、喉嚨、肩膀、背部等部位持續疼痛，治療後也不見好轉

得到心血管疾病的風險是？

→ 關於「疾病狀況」

　　符合 1 項的人就必須注意心血管疾病的惡化與發生。倘若已經得到心血管疾病，最重要的事就是防止演變成心臟衰竭。即使目前尚未出現心血管疾病，日後還是有可能發生，因此從現在開始就要努力改善生活習慣，控制好血壓、血糖與膽固醇。

→ 關於「生活習慣」

　　符合 2 項以上的人要多注意，心臟及血管方面都已經承受很大的負擔。要改掉全部的不良生活習慣或許很困難，但還是要努力地改善，哪怕只改進 1 項也沒關係。

→ 關於「身體狀況」

　　即使只符合 1 項，也應該與家庭醫師討論該怎麼處理。若沒有家庭醫師，請參考 130 頁的建議，尋找心臟血管內科的醫生。

75歲以上的第一大死因是「心血管疾病」

高齡者的前二大死因先是「心血管疾病」，才是「癌症」

日本人的第一大死因為「癌症」是許多人都曉得的事情。根據日本厚生勞動省公布的數據（資料出自：人口動態統計」2020年）顯示，因癌症死亡的人數約為37.8萬人。「心臟疾病」為第2大死因，死亡人數約為20.6萬人，「衰老」為第3大死因，死亡人數約為13.4萬人，「腦血管疾病」為第4大死因，死亡人數約10.3萬人。第2大與第4大死因是「心血管疾病」，死亡人數合計約為30.8萬人，直逼癌症的死亡人數。

另外，**在75歲以上的後期高齡者的死因當中，因癌症死亡的人數約為24.2萬人，因心血管疾病死亡的人數則約24.8萬人，超越癌症成為後期高齡者的第一大死因**。隨著壽命的延長，不僅有許多人死於癌症，因心血管疾病而死亡的人也愈來愈多。

心血管疾病患者也是最常呼叫救護車送醫的人

呼叫救護車緊急送醫的人約有65％是因為「突發急症」，具體調查是哪些突發疾病後發現心臟及腦血管等「心血管疾病」占最大宗，比例為16.2％（資料出自：救急・救助的現況2021年）。

如果只看65歲以上的高齡者就會發現「心血管疾病」的比例占了19.9％。也就是**每5位因突發疾病由救護車緊急送醫的高齡者，就有1位是因為心血管疾病**。

另外，因心血管疾病而緊急送醫的案例中，可以明顯看到有許多重症患者及死亡案例。

年紀愈大就愈危險的心血管疾病

心血管疾病與癌症的死亡人數

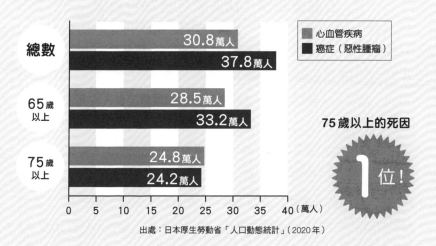

- 心血管疾病
- 癌症（惡性腫瘤）

總數	30.8萬人 / 37.8萬人
65歲以上	28.5萬人 / 33.2萬人
75歲以上	24.8萬人 / 24.2萬人

75歲以上的死因

1位！

出處：日本厚生勞動省「人口動態統計」（2020年）

因心血管疾病緊急送醫的老年人

在因病緊急送醫的老年人當中　每 **5** 人就有 **1** 人

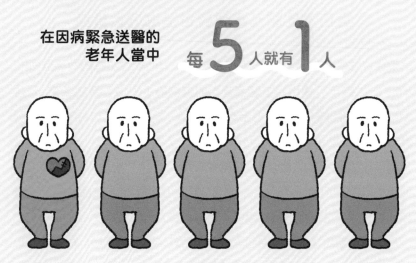

出處：日本總務省消防廳「救急・救助の現状」（2021年）

心血管疾病是日本人需要「長照」的最大因素

心血管疾病也比失智症更需要長照

「最好一輩子都不用長照」是許多人的想法。那各位知道高齡者都是因為哪些因素而必須接受長照呢？根據調查（資料出自：**国民生活基礎調査 2019年**）顯示，失智症為日本國民需要長照的首要因素，在需要長照（包含需要生活支援）的民眾中，失智症就占了17.6％。其次為腦血管疾病（腦中風），比例為16.1％，若再加上第6名的心臟病的4.5％；心臟與腦血管疾病所占的比例就會來到20.6％。也就是說，**因心臟與腦血管疾病而需要長照的人會比失智症還要多**。更何況，還有一種失智症是**由腦血管的問題所引起的血管性失智症**。為了避免落入需要長照的狀態，讓心臟與血管保持健康是相當重要的一件事。

對日本的國民醫療費也造成沉重負擔

根據日本針對各疾病的醫療費用調查（資料出自：国民医療費の概況 2018年度）結果顯示，**使用最多醫療費用的疾病為「心血管系統疾病」，在31.3兆日圓的醫療費用中占了19.3％**（約6兆日圓）。其次為癌症，比例為14.4％。

而且，如果只看65歲以上的高齡者的數據，則「心血管系統的疾病」使用的醫療費用為24.4％（約4.8兆日圓）。也就是說，**高齡者的醫療費用大約有四分之一都是用在治療心臟或血管方面的疾病**。

日本在短期內還是要繼續面對老年人口愈來愈多的問題，日本政府也因為必須採取對策，以控制持續增加的醫療費用，於是通過了《腦中風、心血管疾病對策基本法（暫譯）》。

心血管疾病是需要長照的最大因素，也壓迫到國家的醫療費用

需要長照的因素

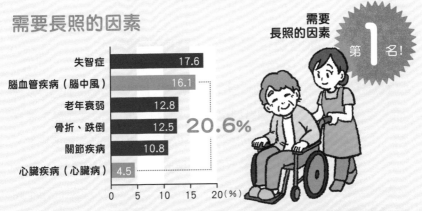

失智症	17.6
腦血管疾病（腦中風）	16.1
老年衰弱	12.8
骨折、跌倒	12.5
關節疾病	10.8
心臟疾病（心臟病）	4.5

20.6%

需要長照的因素　第1名！

出處：日本厚生勞動省「国民生活基礎調査」（2019年）

醫療費用的比例

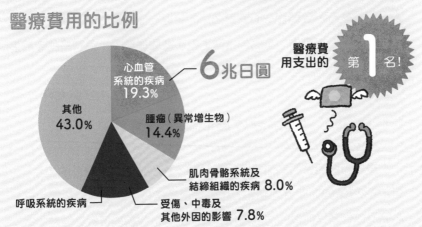

6兆日圓

心血管系統的疾病 19.3%
其他 43.0%
腫瘤（異常增生物）14.4%
肌肉骨骼系統及結締組織的疾病 8.0%
受傷、中毒及其他外因的影響 7.8%
呼吸系統的疾病

醫療費用支出的　第1名！

出處：日本厚生勞動省「国民医療費の概況」（2018年度）

---

column 延長健康壽命並降低醫療費用

隨著高齡化社會的來臨，因腦中風或心血管疾病而使用醫療服務的人數持續在增加，導致醫療及長照費用成了國家沉重的負擔。這是日本目前所面臨的狀況，因此政府在2018年通過了《腦中風、心血管疾病對策基本法（暫譯）》，目的在於預防日本國民發生腦中風或心血管疾病，並建立起迅速且適當的治療體制，以延長國民的健康壽命（不須依靠長照亦可正常生活的期間），並減輕醫療與長照費用的支出。

心臟或血管若衰弱，失智症的風險就變2倍

血液量供應不足，肌肉就會無力

心臟打出的血液會經由血管通往全身各處，提供給內臟、肌肉以及腦部。當心臟功能變差、動脈硬化（參考P124）等因素造成血管不通暢時，身體各處的細胞就得不到足夠的血液，這會對身體造成許多影響。

舉例來說，我們都知道**心臟或血管衰弱的話，就容易出現衰弱症（身心衰弱的狀態）**。衰弱症有5項指標，具體舉例來說，握力太差而擰不開寶特瓶瓶蓋的人、走路速度太慢而來不及在綠燈轉紅燈之前過完馬路的人，可能就符合衰弱症。心臟與血管的功能一旦出現問題，就沒辦法運送足夠的血液給肌肉，讓肌肉慢慢地愈來愈屢弱無力，很容易就變成這樣的狀態。

腦部有大量的血液在流動

不是只有肌肉會因為血流不足而衰弱。腦的重量僅占體重的2.5%，但卻有20%的血液流向腦部，因為腦部所擔負的角色極為重要；一旦心臟及血管運送血液的功能變差，腦部機能也容易變得愈來愈差。

根據某項調查顯示，**有心血管疾病的人比健康的人更容易得到失智症，前者得到失智症的機率大約是後者的2倍。**

身體跟腦部都在衰退，幾乎必須接受長照

「衰弱症」的5大指標

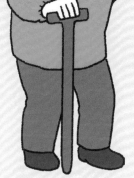

① **體重減少**

　非刻意減重的情況下，體重於6個月內減少2kg以上

② **肌力下降**

　男性握力未達28kg、女性握力未達18kg

③ **容易疲累**

　連續2個星期感到莫名的疲憊

④ **步行速度緩慢**

　正常步行速度未達每秒1.0m

⑤ **活動力降低**

　1星期未達1次的
　①輕度運動、體操及
　②定期運動、體育活動

而且因為送往腦部的血液量不足……

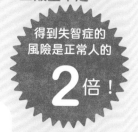

得到失智症的風險是正常人的

2倍！

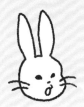

一般來說，5項指標當中若符合3項以上即為「衰弱症」，符合1項或2項為「衰弱前期」（接近衰弱症的狀態）

出處：改訂版J-CHS基準（Satake S & Arai H. 2020）、J Neurol Sci. 2009；280：79-83

---

column 一起預防身心的「衰弱」

「衰弱症」指的是身心功能隨年紀增加而逐漸衰退的狀態。衰弱症的高齡者介於可自主生活與需要長照的狀態之間，情況繼續惡化下去就需要由他人長期照護；但其實只要配合適當的治療，依然有機會恢復到可自主生活的狀態。除了身體方面的衰弱，還有因為認知功能退化或憂鬱症等因素造成的「心理性衰弱」，以及獨居或外出頻率低等因素造成的「社會性衰弱」。

5 日本今後所面臨的「心臟衰竭大流行」

心臟衰竭是各種心臟病的結局

心臟病可分為許多種，像是：心肌梗塞、心臟瓣膜疾病、心房顫動等等。許多人都以為心臟衰竭也是心臟病，但實際上並不是這麼一回事。**當這些心臟疾病的症狀惡化，加上身體老化等因素，導致心臟機能愈來愈差，這樣的「狀態」就稱為心臟衰竭。**

很多人也不曉得心臟衰竭的症狀其實是很痛苦的。尤其是肺部積水引起呼吸困難時，那種感覺就好像是溺水一樣，非常地痛苦難受。所以，能夠避免經歷這樣的折磨當然是最理想的。

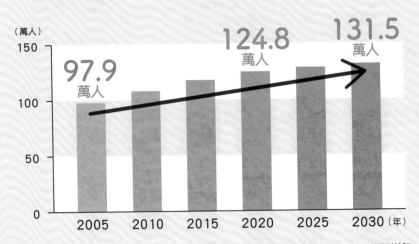

持續增加的心臟衰竭患者（推估總數）

（萬人）

97.9 萬人

124.8 萬人

131.5 萬人

150

100

50

0

2005　2010　2015　2020　2025　2030 （年）

出處：根據CirJ 2008；72：489-491的資料繪製

今後的日本還會有愈來愈多的高齡者

年紀愈大就愈容易出現心臟衰竭，因此高齡人口愈多，心臟衰竭的病患數就會跟著增加。以每年新增的心臟衰竭推估人數來看，**2000年約增加20萬人，2020年約增加35萬人，新增人數正在逐年增加中**。目前，**日本的心臟衰竭總人數已超過120萬人，預計2030年將超過130萬人**。

今後的日本還會有愈來愈多的高齡者，而每年都會有新增的心臟衰竭患者，所以心臟衰竭患者的總人數會像滾雪球一樣愈來愈多。因此，才會有人預測日本未來將會演變成堪稱「**心臟衰竭大流行**」的局面。

➡心臟衰竭　　　　　　　　　　　　　　　　　MEMO

指心臟疾病的症狀惡化，心臟無法再充分運作的狀態。心臟衰竭會出現心悸、上氣不接下氣、水腫等症狀。這些症狀長期持續並緩慢惡化的狀態稱為「慢性心臟衰竭」；心肌梗塞等因素導致突發心臟衰竭症狀的情況則稱為「急性心臟衰竭」。

日本65歲以上的高齡人口比例

1970年 7.1％　　2020年 28.8％

從前的高齡人口並不多，許多人都在出現心臟衰竭前就已經走到生命的盡頭。如今的日本已進入高齡化社會，將有愈來愈多的人必須面臨心臟衰竭的問題。

出處：日本內閣府「令和3年版高齡社會白書」

6 高血壓、糖尿病等生活習慣病的終點站是「心臟衰竭」

「心臟衰竭」在出現症狀之前就已經開始了

心臟衰竭的症狀包含：水腫、呼吸急促、容易疲倦、呼吸困難等等。從前都是身體出現這些症狀以後，才會被診斷為心臟衰竭。

現在比較建議的做法是在尚未出現症狀的階段就視為心臟衰竭，致力於不讓心臟衰竭的狀況惡化到出現症狀的階段。

心臟衰竭可分為A～D四個階段。**有生活習慣病的人都屬於A階段。**生活習慣病包含：高血壓、糖尿病、血脂異常症、肥胖、新陳代謝症候群、慢性腎臟病、高尿酸血症等。

經過A階段並進入心絞痛、心肌梗塞、心臟瓣膜疾病、心律不整、心

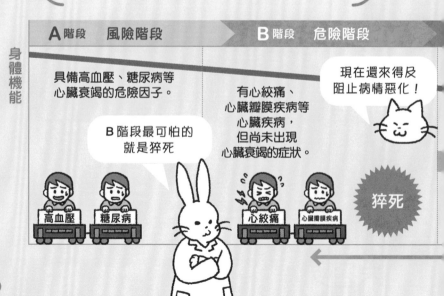

心臟衰竭的4個階段

A階段 風險階段　　B階段 危險階段

身體機能

具備高血壓、糖尿病等心臟衰竭的危險因子。

有心絞痛、心臟瓣膜疾病等心臟疾病，但尚未出現心臟衰竭的症狀。

現在還來得及阻止病情惡化！

B階段最可怕的就是猝死

高血壓　糖尿病

心絞痛　心臟瓣膜疾病

猝死

肌症等**心臟病發作的階段**，則屬於**B階段**。

接著，**出現心臟衰竭的症狀後屬於C階段**。心臟衰竭的症狀惡化到難以治療的程度後，就是**D階段**。

進入C階段以後就無法回頭

A階段的人雖然心臟功能還沒變差，但其實已經搭上前往心臟衰竭終點站的列車，而B階段的人則是距離心臟衰竭的終點站更近一點。只要還在A階段或B階段，就有機會透過改善生活習慣、接受適當的治療讓這輛列車不再繼續前進。

但是，**一旦進入C階段，這輛列車就再也不可能停止行駛了**。心臟衰竭的症狀會迅速惡化，可能會一直重複著住院及出院的過程，一路前往心臟衰竭的終點站。因此，預防心臟衰竭最重要的一件事，就是搶先一步採取措施讓狀況別再繼續惡化下去。

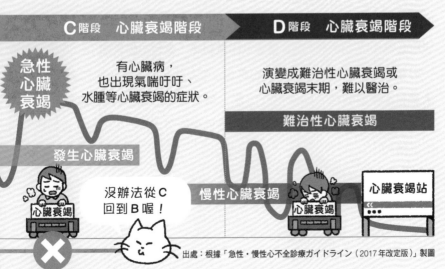

C階段　心臟衰竭階段　　**D階段　心臟衰竭階段**

急性心臟衰竭

有心臟病，也出現氣喘吁吁、水腫等心臟衰竭的症狀。

演變成難治性心臟衰竭或心臟衰竭末期，難以醫治。

難治性心臟衰竭

發生心臟衰竭

沒辦法從C回到B喔！

慢性心臟衰竭

心臟衰竭站

出處：根據「急性・慢性心不全診療ガイドライン（2017年改定版）」製圖

心臟衰竭的5年存活率比癌症還要低

半數被診斷為心臟衰竭的患者會在5年內死亡

癌症在以前被稱為「絕症」，但近年來有愈來愈多人在癌症初期就及時發現，再加上醫療技術的發展與進步，如今的癌症已不再是不治之症了。包含所有的癌症在內，**癌症的整體5年存活率為68.9%，將近7成**（出自日本全國癌症中心協會的存活率共同調查。數據為2011～2013年間罹癌病患的5年相對存活率）。

相較於癌症，心臟衰竭的**5年存活率大約是50%**，可見心臟衰竭比癌症更難醫治。

重複著住院、出院的過程，直到死亡來臨

一旦發生心臟衰竭，心臟的機能就再也回不到從前的狀態。病患所能做的就只是按時依照醫囑服藥，並且調整生活習慣，目標「維持住現狀」。假如沒辦法順利做到這一點，心臟衰竭的症狀就會急速惡化，演變成必須住院治療的狀態，這種狀態就稱為「**急性心臟衰竭**」。

因急性心臟衰竭而住院的人約有6%會在住院中死亡，約有20%的人會在1年內死亡。即使平安出院，**還是有25%的人會再度回到醫院**。在重複著住院與出院的日子中，心臟機能會變得愈來愈差，直到死亡來臨。

心臟衰竭的「5年存活率」比癌症還要低

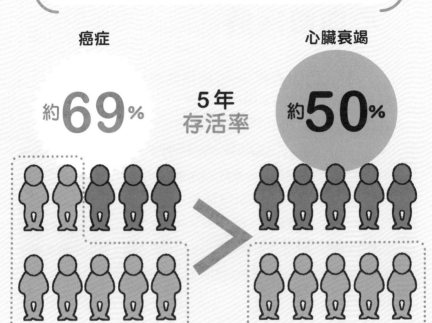

癌症

5年存活率

心臟衰竭

約**69**%

約**50**%

一旦因為急性心衰竭住院……

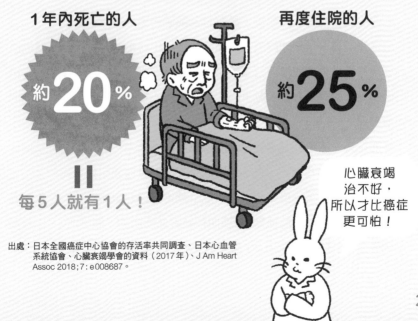

1年內死亡的人

約**20**%

＝

每5人就有1人！

再度住院的人

約**25**%

心臟衰竭治不好，所以才比癌症更可怕！

出處：日本全國癌症中心協會的存活率共同調查、日本心血管系統協會、心臟衰竭學會的資料（2017年）、J Am Heart Assoc 2018；7：e008687。

8 容易造成猝死的心血管疾病

猝死的因素有5～6成是缺血性心臟病

許多因心臟疾病死亡的人都是由於心臟機能逐漸衰退，最後邁向死亡的，也就是心臟衰竭而亡，但也有一些是猝死的。**在心臟病的猝死原因中，出現最多的就是缺血性心臟病（心絞痛、心肌梗塞），約占5～6成。**冠狀動脈（參考P38）是將血液運送給心臟肌肉的血管，缺血性心臟病就是由於冠狀動脈的動脈硬化（參考P124）情況愈來愈嚴重，造成血管變窄、血栓（凝結的血塊）堵住血管後所引起的心臟疾病。當血管阻塞後，血流中斷，心臟的肌肉就會處於缺血狀態（血液不足的狀態），心臟就失去了幫浦的作用。

心律不整也可能引起猝死

心律不整分為許多種類型，**具有猝死風險的是「心室顫動」。**

心室是心臟下半部的腔室，負責將血液送出心臟，構成心室腔壁的肌肉會規律性地重複收縮與舒張。當心室腔壁的肌肉出現跟痙攣一樣的微弱顫抖時，就稱為心室顫動。心室顫動會讓心室無法將血液送出心臟而引發猝死。

除此之外，**擴張型心肌症**是由於心臟的肌肉無力，以致心臟腔室擴大的心臟疾病。患者也可能因為心臟的幫浦機能衰退而引發猝死。

在血管疾病中，一旦發生「腦中風」就可能因此喪命。腦中風又分為腦血管出現阻塞的「腦梗塞」、腦血管破裂並出血的「腦出血」，以及腦部表面血管的腫包（腦動脈瘤）破裂並出血的「蜘蛛網膜下腔出血」等。

這些疾病都容易引發猝死

心絞痛、心肌梗塞

通往心臟的血液量不足，氧氣與養分無法到達心臟。

→ P116

腦中風

腦部的血管發生阻塞、破裂：有腦梗塞、腦出血、蜘蛛網膜下腔出血等。

→ P124

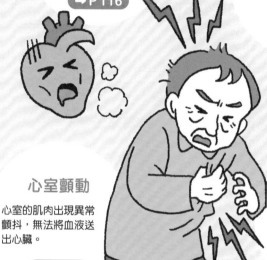

心室顫動

心室的肌肉出現異常顫抖，無法將血液送出心臟。

→ P118

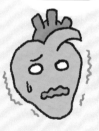

擴張型心肌症

心臟的肌肉被拉長，心臟的幫浦機能衰退。

→ P122

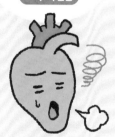

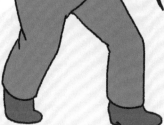

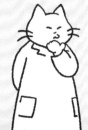

突然發作是心血管疾病最可怕的地方！

總　結

① 75歲以上的首要死因不是癌症，
而是心血管疾病。

② 最需要長照的不是失智症也不是骨折
或跌倒，而是心臟與腦血管的疾病。

③ 心臟跟血管衰弱的話，身體的肌肉就會無力，
得到失智症的風險也是正常人的2倍！

④ 日本已進入高齡化社會，
未來還會出現更多的心臟衰竭患者。

⑤ 有生活習慣病的人就算現在沒有心臟疾病，
也已經站在通往心臟衰竭的入口。

⑥ 約70％的癌症患者五年後仍然活著，
但有50％的心力衰竭患者將在五年內死亡。

⑦ 容易猝死的心血管疾病有心絞痛、心肌梗
塞、心室顫動、擴張型心肌症以及腦中風。

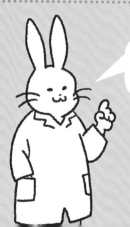

不只要防癌、防失智，
預防心血管疾病
也是非常重要！

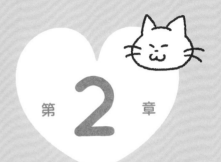

第 **2** 章

一定要知道的
心臟功能
與血管功能

能長命百歲的心率是每分鐘跳動60～70下

心臟游刃有餘，心跳就會慢一點

心臟就像個幫浦，一直重複著收縮與舒張的動作。「心搏」是心臟收縮與舒張所呈現的搏動，速度會隨著身體所需的血液量而產生變化。舉例來說，運動時肌肉需要大量的氧氣，心臟就會加速跳動以提供足量的血液。

「心率」指的是「**心臟在平靜時的每分鐘的跳動次數**」。成人的正常值為每分鐘60～100下。正常的心率範圍其實很大，但實際上**能夠長壽的心率約為每分鐘60～70下**。比60再少一點點也很好。

當心臟的機能良好，每次跳動打出的血量都很豐沛的話，心跳次數就會少一點。因為這樣，許多運動選手的心率都會比一般人還要低。**當心臟機能愈強大，運作起來愈不費力時，心率就會低一點，所以就容易活得比較長壽**。

心率過快的人可能是因為某些原因

心率會因各人情況不同而有所差異。有貧血或甲狀腺亢進症（甲狀腺激素的數值過高，身體機能過度運作）問題的人，心跳通常會比較快。心臟衰竭當然不必多說，有時呼吸系統方面疾病的人也可能心跳過快。即使還在正常範圍內，但心跳速度比較快的話，或許是身體存在著某些狀況。

另外，心率也會因每天的情況不同而產生變化。不管是睡眠不足還是宿醉都會造成心跳加快，身體出現脫水現象時也會如此。相反地，當身體狀況好的時候，心跳的速度就會變慢一點。

各種因素都會影響心率

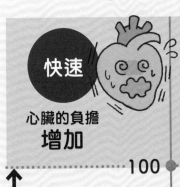

快速

心臟的負擔
增加

心率加速的情況

◉ 緊張或感到壓力時
◉ 激烈運動後
◉ 貧血、甲狀腺亢進症
◉ 心臟疾病
◉ 睡眠不足、宿醉　等等

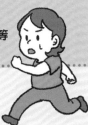

100

90

正常的心率

心率穩定的情況

◉ 放鬆時
◉ 平靜時
◉ 心臟功能正常時

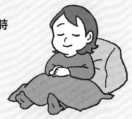

80

緩慢

心臟的負擔
減少

70

能夠長命百歲的心率為每分鐘

60 ~ 70 下！

60

要了解自己的心率，
還要注意心率的變化！

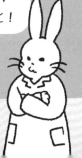

29

血壓下降10，得到心臟病的風險就下降20％

血壓會因為心臟的活動及血流量而改變

「血壓」是心臟為了讓血液流向全身而對血管造成的壓力。心臟的「心室」收縮時，血管上的血壓稱為**收縮壓（高壓）**；心室舒張時，則稱為**舒張壓（低壓）**。除了心臟的活動會造成血壓的變化，血流量也會影響到血壓的變化。當動脈硬化（參考P124）的問題愈來愈嚴重、血管變得愈來愈狹窄時，就會造成血流量減少；為了維持原有的血流量，心臟必須更用力地打出血液，對血管便形成了更大的壓力。當精神壓力太大造成血管收縮時，心臟也會以同樣的方式來應對。

此外，當飲食中的鹽分過多時，身體為了不讓血液中的鹽分濃度過高，就會增加血液量（參考P75），這也是血壓升高的原因之一。

血壓太高會增加心臟的負擔

為了打出更多的血液，心臟耗費更大的力氣來提高血壓，這對心臟而言便是一種負擔。一次次地承受這樣的負擔，便會對心臟逐漸形成傷害，也是造成心臟病的原因之一。所以，才會說「**只要讓血壓下降10 mmHg，得到心臟病的風險就會下降20％**」。

在高血壓的進展過程中，收縮壓超過140、舒張壓超過90就必須接受治療。愈來愈多人都認得這個數字，但也隨之產生一個問題，那就是許多人都以為「只要血壓低於140/90就沒問題了」。然而，**正常血壓其實是收縮壓低於120、舒張壓低於80**。因此，絕對不能因為收縮壓還在130多就覺得自己的血壓很正常。

註：根據2022年台灣高血壓治療指引，台灣的高血壓標準已從140/90 mmHg下修至130/80 mmHg。

正常血壓為
收縮壓低於120，舒張壓低於80

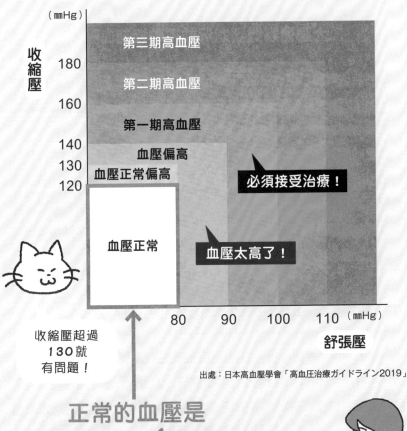

收縮壓超過130就有問題！

出處：日本高血壓學會「高血圧治療ガイドライン2019」

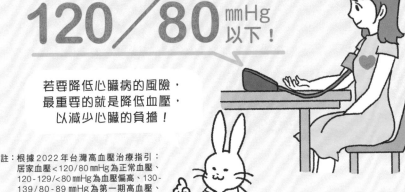

正常的血壓是

120／80 mmHg 以下！

若要降低心臟病的風險，
最重要的就是降低血壓，
以減少心臟的負擔！

註：根據2022年台灣高血壓治療指引：
居家血壓＜120／80 mmHg為正常血壓、
120-129／＜80 mmHg為血壓偏高、130-
139／80-89 mmHg為第一期高血壓、
≧140／90 mmHg為第二期高血壓。

生活習慣或血液循環狀態都可能影響到血壓

大腦會察覺到狀況並主動控制血壓

我們無法靠意志讓心臟跳的快一點，但只要跑步，心率自然就會增加。這是因為大腦察覺到身體「正在跑步」的狀況，然後透過自律神經來控制心臟，讓心臟增加跳動次數。

血壓同樣無法靠意志來控制。就算一直告訴自己：「血壓要升高！」血壓也不可能真的因此而升高。但是，假如面前出現一隻獅子的話，我們的血壓就會立刻往上衝。因為這時不論是要跟獅子對抗還是要逃命，全身各處都需要大量的血液。**大腦就會察覺到身體的狀況，並根據狀況來調控血壓**。若是處在一個放鬆、愜意的狀態，血壓自然就會下降。

血流不順時血壓也會上升

以運動為例，此時心臟需要將大量的血液送往肌肉，所以血壓就會升高。不只是這樣，這時身體還會調整血流，減少送往腸、胃等內臟器官的血液量，好讓大量的血液能夠送往肌肉。相反地，當我們吃完東西後，則會有大量的血液優先送往腸胃。

另外，動脈硬化（參考P124）造成血管變窄時，通過血管的血液量會因此而減少，所以就需要更高的血壓才能運送足夠多的血液。有時**血壓升高並不是因為身體某部位的血液需求量增加，而是血管的狀況欠佳所造成的**。

不管是什麼原因，**只要血壓升高，就會對心臟造成很大的負擔**。

血壓的變化與心臟的負擔

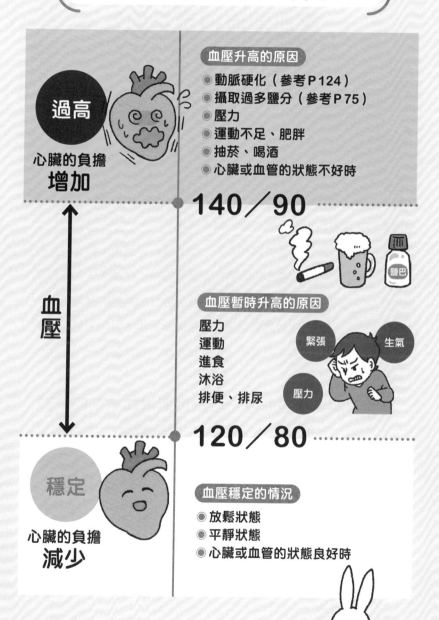

過高

心臟的負擔
增加

血壓升高的原因
- 動脈硬化（參考P124）
- 攝取過多鹽分（參考P75）
- 壓力
- 運動不足、肥胖
- 抽菸、喝酒
- 心臟或血管的狀態不好時

140／90

血壓

血壓暫時升高的原因

壓力
運動
進食
沐浴
排便、排尿

緊張　生氣　壓力

120／80

穩定

心臟的負擔
減少

血壓穩定的情況
- 放鬆狀態
- 平靜狀態
- 心臟或血管的狀態良好時

要消除讓血壓上升的原因！

心臟的構造
——讓血液流遍全身的幫浦

心臟有4個腔室，分工合作將血液打出去

心臟共分為4個腔室，上半部的腔室為左心房、右心房，下半部是左心室、右心室。

當心房舒張時，在體內完成循環的血液會進入右心房。接著，當心房收縮、心室舒張時，剛才進入右心房的血液就會進入右心室。然後當心室收縮時，再從右心室離開心臟，進入肺部。

進入肺部的血液在肺部排除完二氧化碳、獲得氧氣後，會在心房舒張時進入左心房。接著，當心房收縮、心室舒張時，血液會進入左心室。進入左心室的血液會在下一次心室收縮時，離開心臟流向身體各處。

心臟就像這樣**與肺部合力讓血液在全身完成循環，執行著非常重要的功能**。因此一旦心臟的功能變差，就會造成全身性的影響。

身體若需要更多血液，心臟就要增加跳動的次數

血液經由血管前往身體各處，藉此將氧氣及養分運送至各個器官或肌肉。器官或肌肉所需要的血量並不是固定的，而是時時刻刻都在變化的。舉例來說，運動時，肌肉會激烈地活動，所需要的血液量就會增加。這時，大腦便會察覺到這個狀況，於是對心臟下達指令，要心臟加速跳動（參考P28）。所以，**心臟才會調整跳動的節奏，把適量的血液送往全身各處**。

讓血液進行循環的心臟構造

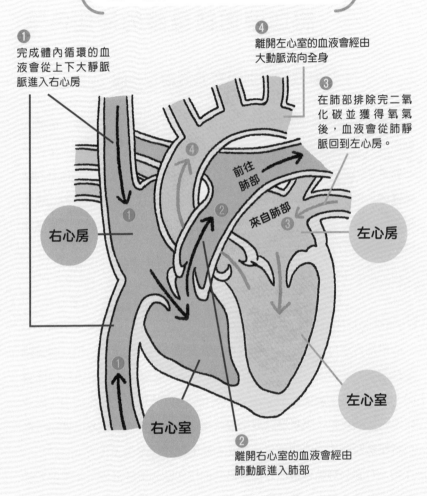

① 完成體內循環的血液會從上下大靜脈脈進入右心房

④ 離開左心室的血液會經由大動脈流向全身

③ 在肺部排除完二氧化碳並獲得氧氣後，血液會從肺靜脈回到左心房。

前往肺部

來自肺部

右心房

左心房

右心室

左心室

② 離開右心室的血液會經由肺動脈進入肺部

---

column 心臟每天要打出多達7,000ℓ的血液

心臟的大小就跟拳頭差不多，所以每一次跳動打出的血量並不多，大概只有70㎖而已。假設每分鐘的心跳次數為70下的話，一天、24小時下來打出的總血量就有7,000ℓ，相當於35個汽油桶的容量。心臟每天都要讓這麼大量的血液在身體內循環，且幾十年都不能歇息，這簡直就是一組性能優異的幫浦。

13 血管的構造
──將血液送往身體的每個角落

血液經由血管在體內繞行一圈

心臟打出的血液會進入一條很粗的血管 ── 大動脈。接著,再從大動脈進入分支的動脈:有些通往腦部,有些通往腸胃、肝臟等,還有一些會通往肌肉、皮膚、骨骼等身體各個部位。**當血液進入遍布全身的微血管後,血液就會將氧氣及養分交給細胞,並且接收細胞不要的二氧化碳以及各種老廢物質**。接著,微血管的血液再匯流進入靜脈,不斷匯流後,最後經由上下大靜脈回到心臟。

血管要柔軟有彈性,且不能阻塞

心臟把血液打出去的時候,會對血管壁造成很大的壓力。所以**血管壁可能會因此而受損,各種物質就容易沉澱在受損的部位,並且慢慢變硬**。這樣的現象就是**動脈硬化**(參考P124)。各位可以把硬化的血管想像成是老舊的水管,這樣應該就會很好懂。一旦血管出現這樣的問題,血液就無法順利地通過該部位,各式各樣的問題便產生了。

另一方面,靜脈是把血液從身體各部位送回心臟的血管,不需要承受心臟把血液往外推送時的巨大壓力,所以不會像動脈一樣出現硬化的問題。但是靜脈的血流有時還是會出現狀況,因為需要透過身體的活動才能驅使靜脈裡的血液流動,所以**身體要是長時間不活動的話,靜脈裡的血液就容易停滯**。

維持健康的血管功能

微血管與細胞的交流

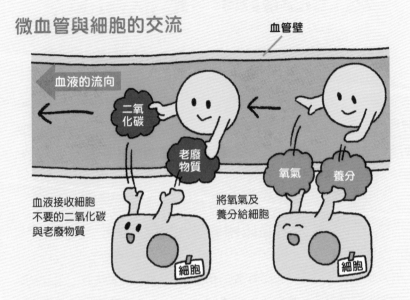

血管壁

血液的流向

二氧化碳

老廢物質

氧氣

養分

血液接收細胞
不要的二氧化碳
與老廢物質

將氧氣及
養分給細胞

細胞

細胞

動脈變硬的話……

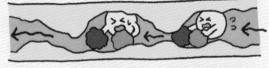

血流停滯,無法充分
交換氧氣及養分

細胞

細胞

形成動脈硬化!

---

column 經濟艙症候群

　　下肢的靜脈中有防止血液逆流的瓣膜,當周圍的肌肉在活動時,靜脈裡的血液
會受到肌肉的壓迫而往心臟的方向流動。長時間坐著不動時,血液就不會流
動,可能因此凝結在靜脈裡,形成「血栓」。當血栓隨著血液流動,通過心臟
並進入肺部時,就會阻塞肺部,引發攸關性命的情況。這就是所謂的「經濟艙
症候群」。久坐時要記得定時站起來活動雙腿,以預防這種情況發生。

14 將氧氣與養分
送往心肌的「冠狀動脈」

心臟的肌肉也需要血液，這樣心臟才有辦法跳動

心臟也是由肌肉組成的，這個器官在人的一生中不曾停歇，一直都在持續跳動著。為了讓心臟的肌肉可以持續地活動，就必須提供攜帶充足氧氣及養分的血液給心臟。負責這項工作的血管就是**冠狀動脈**。冠狀動脈會細分成許多分支，讓血液經由這些分支到達心臟的各個部位。

冠狀動脈阻塞會造成心肌壞死

當高血壓、高血糖、血脂異常症等問題接二連三地發生時，冠狀動脈也會跟全身的動脈一樣發生動脈硬化（參考 P124）。**當冠狀動脈硬化的情況變嚴重、導致血管變狹窄時，就會引起心絞痛**。心絞痛是由於血管過窄導致心肌缺氧的心臟疾病，特別容易在運動後出現胸痛症狀。

硬化的冠狀動脈其內部一旦出現粥狀斑塊（血管壁上的堆積物），**當它破裂時，破裂的部分就會形成血栓**（凝結的血塊），**使血管出現阻塞**。這就是所謂的**心肌梗塞**。由於血液無法流通，這部分的肌肉就會壞死。當然也會影響到心臟的機能，有時甚至會引發猝死。

心絞痛與心肌梗塞都會形成供血不足的缺血狀態，因此統稱為「缺血性心臟病」。

➡梗塞　　　　　　　　　　　　　　　　　　　　　MEMO

動脈發生阻塞且該部分的組織出現壞死的情況稱為梗塞。心臟的冠狀動脈發生梗塞時稱為「心肌梗塞」，發生在腦動脈則稱為「腦梗塞」。

將血液送至心肌的冠狀動脈

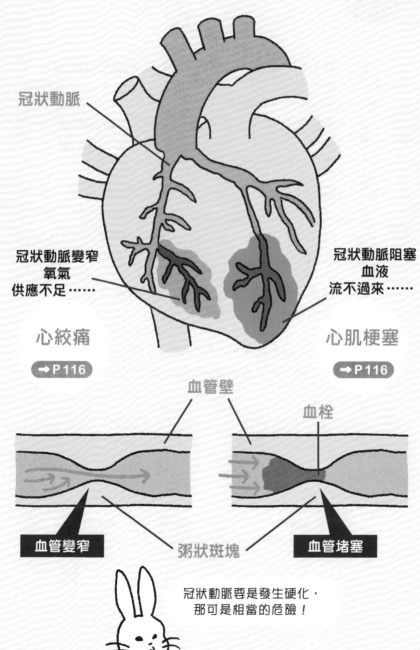

冠狀動脈

冠狀動脈變窄
氧氣
供應不足……

心絞痛

→ P116

冠狀動脈阻塞
血液
流不過來……

心肌梗塞

→ P116

血管壁

血栓

血管變窄

粥狀斑塊

血管堵塞

冠狀動脈要是發生硬化，
那可是相當的危險！

39

總 結

① 對心臟不造成負擔、且能活得長壽的心率為每分鐘60～70下。

② 正常的血壓為「收縮壓低於120、舒張壓低於80」。並不是收縮壓低於140就不用顧慮。

③ 血壓升高就代表心臟正處於過度運作的狀態。

④ 心臟是把血液送往全身的高性能幫浦。心臟功能變差造成的影響性是全身的。

⑤ 血流狀況變差會造成身體各處的細胞營養、氧氣供給不足。

⑥ 冠狀動脈是把氧氣、養分送給心臟的血管。冠狀動脈變窄或阻塞可能會引起心絞痛或心肌梗塞。

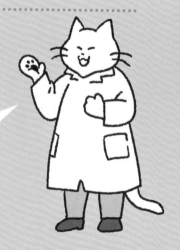

心臟不停地跳動，
一直持續在運作中。
當負擔過重時，
原來能做好的事
就會愈來愈力不從心。

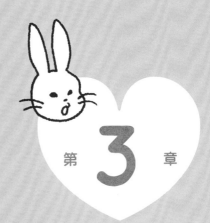

第 **3** 章

一點都不難！
有益心臟與血管的
生活習慣

15 靠自己也能預防、改善心血管疾病！

心血管疾病的確是可怕，但還是有方法能預防

前面已經介紹過心血管疾病有多麼可怕。心血管疾病是日本75歲以上高齡者的首大死因以及長照的最大因素，對於日本的國民醫療費用以及長照費用都是很大的負擔。而且，有些心血管疾病還可能引發猝死，一旦演變成心臟衰竭，存活率甚至比癌症還要低。

不論從哪方面來看，心血管疾病都是可怕的存在，但其實**心血管疾病有個特徵，那就是可以靠自己預防**。幾乎所有的心血管疾病都與生活習慣有關，因此只要**建立健康的生活習慣**，就可以有效預防心血管疾病的發生。有些心血管疾病為基因遺傳，當家族中許多人都有心血管疾病

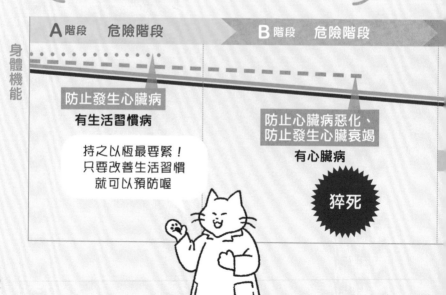

改善生活習慣，預防病發或惡化

身體機能

A 階段　危險階段　　　　　**B** 階段　危險階段

防止發生心臟病
有生活習慣病

持之以恆最要緊！
只要改善生活習慣
就可以預防喔

防止心臟病惡化、
防止發生心臟衰竭
有心臟病

猝死

時，自己就必須特別留意身體狀況，透過改善生活習慣還是有機會預防發病或避免病情惡化。

即使得到心血管疾病，還是有「自己做得到」的事

有高血壓、糖尿病、血脂異常症、肥胖等問題的人，可以說正在一步步邁向心血管疾病。不過，在這個階段開始採取行動並不算晚。**透過改善生活習慣控制好血壓、血糖以及膽固醇，並將體重維持在適當的範圍內，都有助於減少心臟及血管的負擔，預防心血管疾病的發生。**

還有一件事也很重要，那就是**遵照醫囑服藥**。藉由藥物控制高血壓、糖尿病、血脂異常症等問題，對預防改善心血管疾病也有很好的效果。

➡ 不管能做到 50 分還是只能做到 30 分，每天「持續做」才是最要緊　M E M O

改善生活習慣最重要的就是持之以恆。100 分的生活習慣卻只能持續 3 天的話，那就無法有效預防疾病的發生。就算只能進步到 50 分，甚至只有 30 分也不要緊，能堅持做下去才有機會真正改善生活習慣。

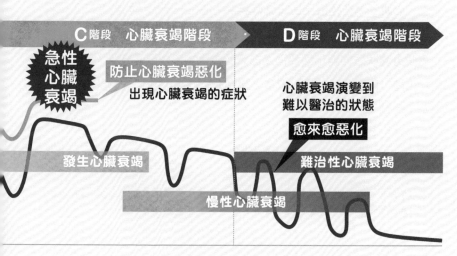

出處：根據「急性・慢性心不全診療ガイドライン（2017 年改訂版）」製圖

16 最好的預防對策是每天測量心率、血壓及體重

了解目前身體狀態的最簡單方法

想要預防心血管疾病，最重要的就是確實掌握目前的身體狀態。因此，希望各位都能做一件事，那就是持續每天測量心率、血壓及體重。

將心率、血壓及體重維持在正常的範圍內是很重要的事。心跳速率為1分鐘60～70下或再慢一點點都是很好的事。理想的血壓為收縮壓低於120、舒張壓低於80，體重則是BMI（衡量身體肥胖的指數）介於22～25。這3個數值當然都是因人而異，請各位先確認自己的數值是否落在正常範圍內。

重要的是觀察每日變化

還有一點也很重要，那就是每一天的心率、血壓及體重的變化。舉例來說，心跳速率在睡眠不足時就會變快，血壓在頭痛時則會上升。一直參加聚餐，體重會增加也是正常的事。

這些身體狀態的變化都要透過每天的測量才能發現。當這3個數值發生變化時，就要透過休息、飲食、運動等方式來控制，避免身體狀態變得愈來愈差。

→ BMI   M E M O

身體質量指數（Body Mass Index）的縮寫。根據體重與身高進行計算，以身高與體重的關係來判斷哪個程度的體重屬於「過重」或「過瘦」等等。

持續記錄這3個數值 就能了解身體狀態的變化

血壓
120／80 mmHg 以下

心率
60～70 下／分

BMI
22～25

※BMI＝體重（kg）÷身高（m）÷身高（m）

心率、血壓、體重的紀錄範例

		一	二	三
日期		6月6日	6月7日	6月8日
體重（kg）・BMI		71.2 (24.6)	72.1 (24.9)	72.8 (25.2)
血壓、心跳數 （mmHg・下／分）	早	116／75 (71)	120／81 (75)	103／65 (65)
	晚	113／72 (64)	118／78 (63)	109／78 (69)
運動（○或×）		○	×	○
服藥 （吃過藥就打勾）	早	☑	☑	☑
	中	☐	☑	☑
	晚	☐	☑	☑
備註		忘記吃藥		喝酒

可以把P142的紀錄表
印下來使用喔！

每天紀錄可以了解身體狀態
的變化，數值上升時可以更
快速的應對。

column 伊達政宗每天都幫自己把脈

伊達政宗是日本戰國時期的武將，幼時因罹患痘瘡（天花）而失去一隻眼睛的
視力。據說伊達政宗非常重視健康管理，每天都會替自己把脈。當他發現今日
的脈搏與往日不同時，便會立刻召集大夫，要大夫們告訴他應該做哪些事。透
過這樣的健康管理，伊達政宗最後活到了70歲，在當時已算是相當長壽了。

17 在固定的時間、狀態平靜時做測量

避免在起床後、吃飽飯後、洗完澡後馬上測量

測量心率及血壓時，當下的身體狀態或周遭環境都會對數值造成影響。例如：起床離開被窩，接觸到房裡冷空氣時，心跳通常都會加速，血壓也會變高；剛吃飽飯或洗完澡也是一樣的情況。這時測量到的血壓跟心跳速度都會跟往常不一樣，所以測量時要記得避開這幾個時段。

早上建議在起床後的30分鐘～1小時且尚未進食前測量。晚上因為身體狀態相對穩定，**洗完澡或吃飽飯後1個小時以上都可以測量**。不過，晚上會喝酒的人一定要在喝酒之前先測量完血壓及心率。

體重也是一樣，要固定在每天同樣的時間測量。**早上就在吃早餐前、**

每天固定在一樣的時間點測量

適合測量的時機點

早上
- ◎ 起床後30分鐘～1小時
- ◎ 早餐前
- ◎ 吃降血壓藥之前
- ◎ 停止活動1～2分鐘後

晚上
- ◎ 吃飽飯或洗澡後1小時以上
- ◎ 吃降血壓藥之前
- ◎ 喝酒之前
- ◎ 停止活動1～2分鐘後

不適合測量的時機點

- ◎ 剛起床時
- ◎ 剛吃飽飯或剛洗完澡
- ◎ 剛上完廁所
- ◎ 運動後或活動中
- ◎ 覺得有壓力時

要在放鬆的狀態下測量！

上完廁所後測量，晚上則在吃飽飯2個小時後再測量。

善用血壓計及體重機持續測量

    只要準備好家用血壓計與體重機，就可以測量心率、血壓及體重。在測量血壓時，血壓計通常會同時顯示血壓與脈搏數。脈搏是「因心臟跳動而產生的脈動」，可以將「脈搏數視為心搏數」。

    血壓計分為手臂式及手腕式。在測量血壓時，都會盡量讓測量點跟心臟保持在同樣的高度，所以如果使用的是手臂式血壓計測量點自然就會跟心臟保持在差不多的位置。但使用手腕式血壓計的話，測量點比較不容易維持在固定的高度，因此**手臂式血壓計的數值相對比較準確**。

    現在有些體重機只要先輸入自己的身高，量出體重後就會自動計算出BMI，不必再自己動手計算了，是很方便的工具。使用功能方便又好用的工具，才能無負擔地持續測量。

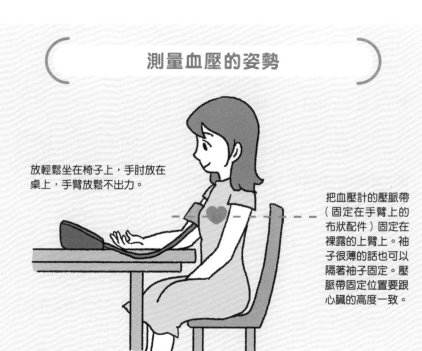

測量血壓的姿勢

放輕鬆坐在椅子上，手肘放在桌上，手臂放鬆不出力。

把血壓計的壓脈帶（固定在手臂上的布狀配件）固定在裸露的上臂上。袖子很薄的話也可以隔著袖子固定。壓脈帶固定位置要跟心臟的高度一致。

18 減鹽就從「吃得比昨天少」做起

為什麼鹽分攝取過多會導致血壓上升？

有人說：「動物的體內就像一片海洋。」因為，動物的血液等體液都含有一定濃度的鹽分。鹽在陸地上是種珍貴物質，從前生活在海洋裡的動物在進化成陸地動物後，就把鹽分溶入體液儲存在體內。野生動物不太會攝取過量的鹽分，只有人類才會不小心攝取過多鹽分。

腎臟會將多餘的鹽分排出體外，但是當腎臟排出鹽分的速度趕不上鹽分進入身體的速度時，多餘的鹽分就會累積在體內。這麼一來，身體為了把血液中的鹽分降低到一定的濃度，就必須往血液注入更多的水分，血液量便因此而增加了。血液量增加會對血管造成更大的壓力，所以血

減鹽妙招

❶ **1天最多1碗湯。吃湯麵時不要喝完湯**
一碗味噌湯的鹽分有1.5g，一碗湯麵的湯全部喝光的話，則有高達8g的鹽分。要盡量少吃這類食物，就算要吃也不要把湯全部喝光。

❷ **1餐最多1樣燉菜。盡量選擇涼拌菜**
燉菜會吸收許多湯汁，所以鹽分通常會比較高。建議選擇涼拌類的菜餚來當配菜。

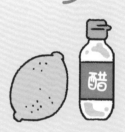

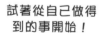

試著從自己做得到的事開始！

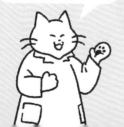

❸ **善用檸檬或醋的酸味**
盡量不要靠鹽巴調味。口味清淡的菜餚只要淋上一點醋或檸檬汁，也會變得很美味。

❹ **使用當季的新鮮食材，少吃加工食品**
乾貨或魚漿等加工食品在加工時都會添加許多鹽分。

壓就會變高（參考P75）。

減少 1g 的食鹽攝取量，血壓就會降 0.5～1.0

想要避免血壓升高，最重要的就是**不要攝取太多鹽分**。日本**男性1天的食鹽攝取量為10.9g、女性為9.3g**（資料出自：国民健康・栄養調査2019年），而**WHO（世界衛生組織）建議的每日食鹽攝取量為5g以下**。日本人攝取的食鹽量約是建議量的2倍，要降到建議攝取量實在很困難。因此，日本厚生勞動省鼓勵**男性1天攝取的食鹽量不超過7.5g，女性不超過6.5g**（資料出自：日本人の食事摂取基準 2020年版）。只是，要達到這個建議量也不是件容易的事。

不過，請各位不要這麼快就放棄。就算無法達到這個目標，減鹽還是有意義的。只要**減少1g的食鹽攝取量，就能讓血壓降低0.5～1.0**。請各位試試減鹽小妙招——從**比現在更少一點**做起。

常見料理的鹽分含量

醬油拉麵
8.1g

烏龍湯麵
7.1g

牛肉蓋飯
6.1g

酸梅（1顆）
2.2g

炒麵泡麵
5.3g

竹筴魚乾（1片）
1.4g

出處：「心不全手帳」

19 根據「體重的增減」調整飲食與運動

以體重的變動判斷是不是吃太多了

就算我們從1天的飲食內容細算出攝取的熱量，也不曉得這樣算不算吃得太多。以一天攝取為2000 kcal的熱量為例，如果1天消耗的熱量是1600 kcal的話，2000 kcal的熱量就算過量了；但如果是1天要消耗2400 kcal的人，只攝取2000 kcal的熱量就會不夠。除此之外，男性跟女性所消耗的熱量也有所差別。

與其斤斤計較飲食內容的熱量差異，不如換個簡單又有效的方式，那就是「每天量體重」。 舉例來說，假如最近3～4天的體重變重了，那可能就是吃太多，或是吃的份量不變但運動量減少了。

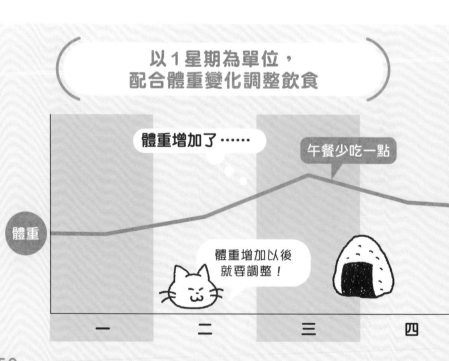

以1星期為單位，
配合體重變化調整飲食

體重增加了⋯⋯

午餐少吃一點

體重

體重增加以後
就要調整！

一　　二　　三　　四

體重增加的話，就用自己的模式去調整

因飲食過度而造成肥胖時，容易引起糖尿病、血脂異常症、高尿酸血症等疾病，還會讓動脈硬化（參考P124）愈來愈嚴重，傷及心臟及血管。**體重在慢慢增加的階段就不該放任不管，要趁早想辦法降低體重。**

適合每個人的減重方式都不一樣，只要是容易執行的方式都好。例如：目的地不遠的話，不喜歡運動的人就可以改用步行的方式來取代搭乘交通工具；沒辦法減少食量的人只要暫時先把米飯減少一半，幾天後就能讓體重下降了。假如身體沒有任何狀況的話，就算一天少吃一餐也不要緊。總之，最重要的就是**讓增加的體重降下來**。

➡1日所需熱量

MEMO

身體活動所需的熱量通常會根據個人的年齡、性別、體格以及活動量來計算。舉例來說，在日本厚生勞動省的「日本人飲食攝取基準（2020年版）」當中，50～64歲且活動程度「普通」的男性1天需要2600kcal、女性需要1950kcal的熱量。

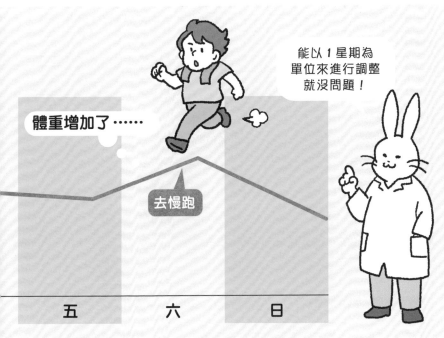

20 對心臟有益的鉀、不飽和脂肪酸、膳食纖維

經醫學證實的營養素有這3種

目前科學證實有益心臟的營養素有3種：分別是**鉀**、**不飽和脂肪酸**以及**膳食纖維**。

鉀的作用是抑制腎臟對於鈉的再吸收作用，促進排尿，降低血壓。蔬菜與水果都含有豐富的鉀。

不飽和脂肪酸存在於植物油以及魚類的脂肪中。特別是**沙丁魚、鯖魚等青背魚類，富含二十碳五烯酸油酸（EPA）與二十二碳六烯酸（DHA）。橄欖油則富含油酸等不飽和脂肪酸，這些都可以有效預防動脈硬化**（參考P124）。

膳食纖維具有降低膽固醇的作用，有助維持心臟及血管的健康。除了蔬菜與水果，未精白（未經輾壓，尚保留外殼的狀態）的穀物也含有豐富的膳食纖維。

兼具以上3種營養的「酪梨」

同時富含鉀、不飽和脂肪酸與膳食纖維的食物就是**酪梨**。酪梨也是一種果實，所以跟水果一樣都含有豐富的鉀。酪梨的脂肪含量非常豐富，甚至被譽為「森林中的奶油」，與橄欖油一樣含有豐富的油酸。不僅如此，酪梨還含有大量的膳食纖維，簡直就是一箭三雕的好食材。為了心臟的健康，希望各位都可以多食用酪梨。

➡鈉 　　　　　　　　　　　　　　　　　　　　　MEMO

跟鉀一樣都是人體必需的礦物質。鈉與氯結合以後的「氯化鈉」就是鹽巴。

要主動多攝取的 3 種營養

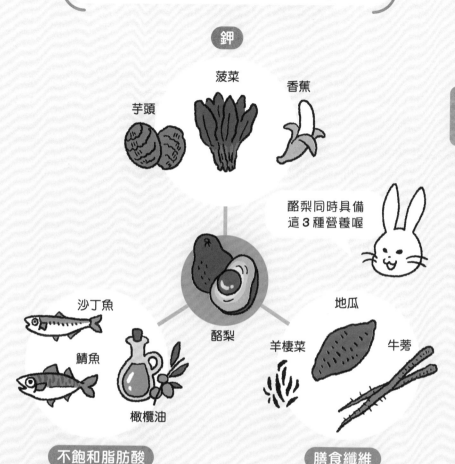

鉀

菠菜

芋頭

香蕉

酪梨同時具備
這 3 種營養喔

沙丁魚

鯖魚

橄欖油

酪梨

地瓜

羊棲菜

牛蒡

不飽和脂肪酸

膳食纖維

column 值得推薦的地中海飲食

在西班牙、義大利、希臘等地中海沿岸國家，當地居民的飲食雖然含有大量的油脂，但卻很少得到心血管疾病，實在令人很好奇，究竟是為什麼。其實原因就在於他們攝取的肉類跟乳製品並不多，取而代之的是大量的魚貝類食物，再加上大量的蔬菜與水果，以及各種料理都會使用大量的橄欖油。這樣的地中海飲食具有豐富的鉀、不飽和脂肪酸以及膳食纖維，可說是有助於心血管健康的飲食型態。

第 3 章　一點都不難！有益心臟與血管的生活習慣

開心且悠閒地適量飲酒

適量飲酒可以降血壓，減輕心臟的負擔

　　喝酒跟抽菸不一樣，喝酒也能給身體帶來正面的影響。適量飲酒可以舒緩精神狀態，還可以擴張血管，稍微降低血壓，減輕心臟負擔。此外，適量的飲酒還能增加好的膽固醇，有助防止動脈硬化（參考P124）。

　　但飲酒過量就會對身體造成各種危害。大量飲酒造成血壓過低時，心臟為了補償不足的血壓，就會提升心跳速度，這樣反而造成更大的負擔。不只如此，隔天的血壓還會因為前一天的飲酒過量而升高10mmHg左右，並且持續一段時間。此外，下酒菜的鹽分通常都不少，酒精的利尿作用也容易讓身體處於脫水狀態，喝太多酒還會降低睡眠品質。

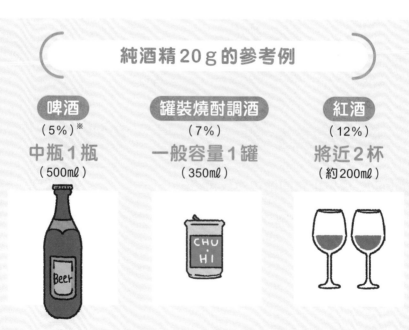

純酒精20g的參考例

啤酒
（5%）※
中瓶1瓶
（500㎖）

罐裝燒酎調酒
（7%）
一般容量1罐
（350㎖）

紅酒
（12%）
將近2杯
（約200㎖）

找出適合自己的飲酒量

關於飲酒量，日本厚生勞動省將**平均1天攝取的純酒精重量約20g**定義為「有分寸的適量飲酒」（出自：日本厚生勞動省「健康日本21」）。另外，女性分解酒精的速度比較慢，所以飲酒量再低一點會更適合；有些人的酒精代謝能力比較差，一喝酒就臉紅，所以也要再少一點才適合。

純酒精重量20g大約是1瓶中瓶的啤酒、1合的日本酒、將近2杯的紅酒所含的酒精量。我想應該有讀者會覺得這樣的份量實在有點少吧？

每個人的酒精代謝能力都不同，所以適合的飲酒量也不一樣。可以在喝酒時注意「這個程度的飲酒量會不會讓身體不適、隔天的血壓是不是正常？」、「喝這份量的酒會不會出現心律不整？」等等，以便找出適合自己的飲酒量。

可以開心地適量飲酒，
每週還要有 2 天左右的
肝臟休養日！

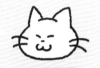

日本酒	燒酎	威士忌
（15%）	（25%）	（40%）
1合	0.6合	雙倍威士忌兌水1杯
（180㎖）	（約110㎖）	（原酒60㎖）

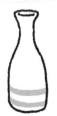

※括號內的百分比表示酒精濃度
出處：日本厚生勞動省

1天「刷牙」3次的人
不容易得到心臟病

已證實可降低10～12％的心臟病風險

目前已經有研究證實刷牙次數與心臟病的關聯性。這項研究以16萬1,300名沒有心臟疾病的人（平均年齡52.2歲）為研究對象，在十年半以後調查刷牙次數與心臟病發病的關係。結果顯示，**1天刷牙3次的人比1天刷牙0～1次的人減少10％發生心房顫動**（參考P118）**的風險、減少12％發生心臟衰竭**（參考P114）**的風險。**

刷牙次數與心臟病之所以有關係，原因可能就在於**牙周病的影響。不刷牙或很少刷牙的人通常容易有牙周病的問題，的確也有患者是因為牙周病而引發心臟病的。**

發炎產生的物質影響了心臟及血管

刷牙不確實會讓齒垢卡在牙齒與牙齦之間的牙周囊袋，牙周病細菌便會在牙周囊袋內增生，造成牙齦發炎；這樣的情況就稱為「牙周病」。牙周病惡化會讓牙周囊袋變得愈來愈深，破壞牙齒根部的組織。牙周病導致牙齦發炎的狀態一直持續下去的話，就會讓發炎物質隨著血液進入全身，引發各種不良影響，其中一項就是心臟病。

牙周病是許多人都有的齒科問題。**不只要記得1天刷牙3次，若在意牙齒的健康狀況，也可以前往牙醫診所安排檢查，並根據狀況接受牙周病的預防及治療。**

1 天刷牙 3 次可降低心臟病風險

1 天刷牙 3 次的話……

發生心房顫動的風險

10%降低

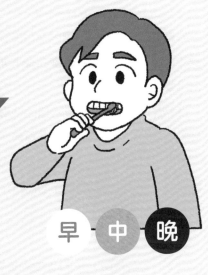

早　中　晚

發生心臟衰竭的風險

12%降低

落實刷牙
比控制飲食
或運動更容易！

出處：Eur J Prev Cardill. 2020；27：1835 - 1845

---

column　半數以上的高齡者都有牙周病

有牙周病時，牙齒與牙齦之間的牙垢會使牙齦發炎，造成牙齦紅腫、出血。一旦惡化，牙齦還會出現膿包、牙齒鬆動，嚴重的話甚至還要拔牙。根據日本生活習慣病預防協會的資料，牙周囊袋在 4mm 以上的牙齦炎及牙周疾病患者約有 400 萬人，45～54 歲的人約有 49.5％有牙周病，而 65～74 歲的人則約有 57.5％有牙周病。

「水腫」問題不能忽視，務必積極解決

活動或抬高下肢可以有效消除水腫

心臟送往全身的血液會因為心臟搏動所形成的壓力而產生流動，當血液通過微血管、匯流進入靜脈後，就沒有壓力可以驅使靜脈裡的血液往前流動了。

靜脈是透過肌肉的活動，讓血液形成流動的。因此，**活動下肢**可以帶動肌肉活動，促使血液流動，具有消除下肢水腫的效果。

另外，**睡覺時把腳抬高**則可以透過重力讓靜脈裡的血液回流到心臟。**泡澡**則是透過水壓迫使下肢的血液往心臟流動。這兩種方式都有助於改善水腫問題。

因心臟衰竭讓血液停滯在靜脈中

另外，當心臟功能出現問題時，也會讓原本該回到心臟的血液停滯在靜脈中，造成下肢等部位出現水腫。當心臟疾病演變成心臟衰竭後，心臟能夠送出的血液量就會減少，而沒辦法送出的血液便會滯留在心臟，造成靜脈的血液無法完全回流至心臟。如此一來，**無法回到心臟的血液便會停滯在靜脈，形成嚴重的水腫**。

出現這樣的水腫問題時，就算不覺得痛也不能放任不管。**當下肢出現沉重感、走路時抬不起來、小腿腫脹僵硬、手指按過的地方一直沒有回彈等症狀時，一定要及早就醫**。

注意並解決水腫問題

確認水腫的方式

手指按壓小腿約 10 秒，
拿開手指後還有壓痕。

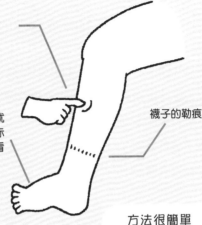

穿一整天的襪子就
會出現勒痕；打赤
腳時腳背浮腫到看
不見骨頭。

襪子的勒痕

方法很簡單
趕快來檢查！

消除水腫的方式

睡覺時抬腳

用疊起來的毛巾或
枕頭墊高雙腿

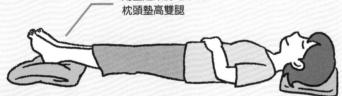

活動下肢

坐在椅子上踮起腳
尖，或把腳趾頭縮
起來再放鬆。

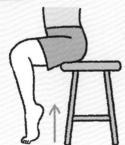

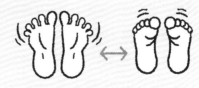

59

24 哪些是有益心臟的 「微激烈運動」？

不至於感到呼吸急促的運動

假如能做到**1週運動2～3次且每次30分鐘**，就能有效預防或改善生活習慣病以及肥胖所帶來的問題，也會給心臟帶來正面的影響。

能達到這種效果的運動是**有氧運動**。只要是「**不至於感到呼吸急促，可以繼續做下去的運動**」，像是：健走、慢跑、水中健走、游泳、騎自行車等運動都沒問題。

運動強度要適合自己才是最重要的

若要讓運動發揮效果，運動強度就必須達到「稍微激烈」的程度。例如：走了1個小時也覺得不累的健走，這樣的強度就略顯不足。若要使用健走的方式來運動的話，至少要讓自己覺得有點喘而且還會冒汗。覺得自己**應該勉強走得完30分鐘**的健走強度就很適合。

另外，還可以用運動時的心率當作運動強度的參考。最常見的方法是用「最大心率的60～70％」當作運動時的目標心率。**最大心率可以用「220－年齡」的公式來計算，將結果乘以60～70％就是運動時的目標心率。**

不過就算年紀相同，每個人的心率還是不完全一樣，所以也可以**分別測量自己奮力運動時的心率以及靜態時的心率，取兩者的平均值當作運動時的目標心率**。現在，智慧型手錶等裝置都有計算心率的功能，能在運動過程中偵測到當下的心率及運動強度，善用這些裝置也是不錯的選擇。但不管使用哪一種方式，假如正在治療心臟病或其他疾病的話，**還是要先跟主治醫生討論適合自己的運動強度**。

以心率為參考基準，做強度適合的運動

目標心率的求法①

最大心率 $\times$ **0.6~0.7**

最大心率為（220－年齡）

例 60歲的話：220－60 = 160
160 × 0.6~0.7 = 96~112

目標心率的求法②

奮力運動時的心率
＋
安靜時的心率 $\div$ **2**

例 奮力運動時的心率為140，
安靜時的心率為60的話：140＋60 = 200
200 ÷ 2 = 100

要找到適合
自己的
運動強度！

---

column 心臟復健

為了讓接受過心臟病治療的患者有信心可以回歸家庭與社會而安排的運動訓練，這樣的訓練過程稱為「心臟復健」。醫師會根據患者的狀態來安排運動項目，復健師等專業人員再配合醫生的安排，指導患者進行實際的運動。

25 從伸展操、爬樓梯等「輕度運動」開始

先從不抗拒的輕度運動開始做起

喜歡運動的人應該都有辦法落實每週運動2～3次、每次30分鐘；但對於從沒運動習慣的人來說，或許就會覺得這樣的運動強度有點高。

不習慣運動的人可以先試著**練習做深呼吸、廣播體操或簡單的伸展操，讓身體習慣動起來。**這種程度的運動當然還不夠，但剛開始不用太勉強，從低強度的活動做起就好。沒時間運動的人可以利用外出時增加運動的機會，例如：搭乘大眾交通工具時可以提前或往後一站上、下車，藉此來增加步行的時間等等。

慢慢增加生活中的運動量

延伸日常生活，把生活中的一部份當作運動，這也是讓討厭運動的人在無形中增加運動量的好方法。例如：打掃家裡、晾衣服等等，自然就會在一樓、二樓之間來回走動；不搭手扶梯、電梯，改走樓梯；以步行或騎自行車取代搭乘大眾交通工具等等。只要主動改變一些日常生活習慣，就可以增加運動量。

不過，**運動量還是要達到每週2～3次、每次運動30分鐘，才能真正起到降低血壓、血糖以及膽固醇，並有效預防心血管疾病的效果。**假如身體已經習慣活動的感覺，下一步就可以朝著這個目標努力。

現在就做得到的「輕度運動」

伸展操、深呼吸
或廣播體操

在做打掃或洗衣服等家事時，
在家裡來回走動

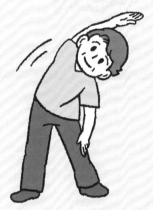

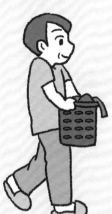

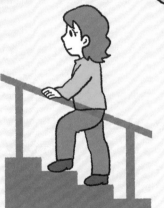

走樓梯、以徒步
或自行車移動

column 「衰弱症」的人要做強度更高一點的運動

年紀大引起的身心虛弱狀態稱為「衰弱症」（參考P17）。一過30歲，肌肉每年都會以1％的速度流失。過馬路時總是來不及、擰不開寶特瓶蓋，就有可能是肌肉流失的生理性衰弱現象。符合衰弱症症狀的人要盡量做強度略高於「輕度運動」的運動，且最好先與醫生討論。

與其勉強自己減少壓力，不如安排一段「修復時光」

壓力不是好東西，卻也無法完全消除

壓力會對心血管產生負面影響這是無庸置疑的事。**壓力導致血壓升高、心跳速度加快，容易造成心律不整、使動脈硬化**（參考P124）**加劇**。

就健康而言，沒有壓力當然是最好的事，但實際上我們並不可能完全沒有壓力。工作上的壓力自然是不可避免的，有時與好友或家人相處時也可能會感受到壓力。被時間追著跑、精神上的緊張、發生一點小問題等等，都會讓人產生壓力。天氣太熱或太冷、看球賽太興奮，甚至是性生活都有可能形成壓力，所以完全沒有壓力是不可能的。

心情放輕鬆，修復壓力造成的損傷

最重要的不是去想怎麼消除壓力，**而是確保自己有段可以放鬆、休息的時光，讓身體去修復壓力造成的傷害**。當身體處於放鬆狀態時，副交感神經會比較活躍，血壓會往下降，心跳速度也會變慢，這樣對心臟的負擔就會小一點。可以試著在睡前打造一段放鬆時光，想必會有不錯的效果。

入睡後是副交感神經最活躍的時候，一段充足且優質的睡眠可以有效修復壓力對身體造成的傷害。**壓力愈大的人，就愈應該好好睡一覺**。

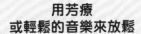

主動創造「修復時間」

晚上要有充足的睡眠、
累了就休息、睡午覺

用芳療
或輕鬆的音樂來放鬆

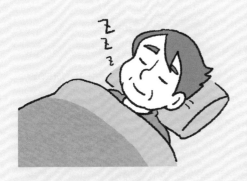

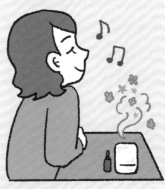

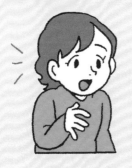

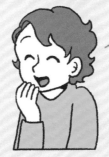

跟摯友聊天、
做感興趣的事情

column 透過測量心跳速度與血壓來識別壓力

我們其實並不清楚自己受到壓力有多大。不過，如果每天測量血壓跟心跳的話，就可以透過數據的變化來觀察壓力的影響。不曉得為什麼今天的血壓比平時高、心跳速度比平常還要快，說不定就是壓力造成的影響。這時就要打造一段能夠放鬆的時光，並確保睡眠時間是充足的。

27 只要睡足6小時，一切都沒問題

睡眠不足也會影響血壓跟心率

在維護心血管健康上，睡眠一直都扮演著非常重要的角色。因此，一旦處於睡眠不足的狀態，身體就會出現一些小狀況。**一般來說，睡眠時間太短或睡眠呼吸中止症等因素導致睡眠品質變差時，都會讓血壓變高，心跳也會變快。**這樣一來，當然會造成心臟及血管的負擔。

那麼，應該要睡多久才夠呢？建議每天要睡8個小時左右。不過，有愈來愈多人上了年紀後，一整天加起來的睡眠時間都不足8小時。有這種困擾的人其實不需要勉強自己一定要睡滿8小時。**60歲以上只要睡6個小時、70歲以上的只要睡5個小時，就可以算是睡眠充足了。**

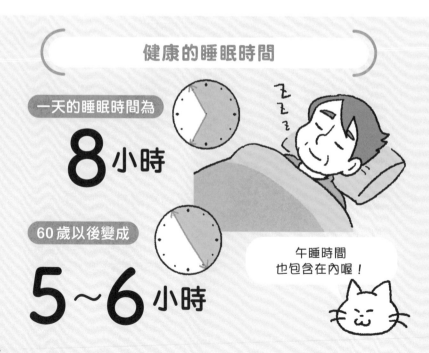

健康的睡眠時間

一天的睡眠時間為

8 小時

60歲以後變成

5~6 小時

午睡時間
也包含在內喔！

太早醒來的人要調整上床時間

　　關於睡眠困擾中，高齡者最常遇到的問題就是「早上太早醒來，覺得很痛苦」。假設入睡的時間是晚上9點，半夜3點醒來，這樣算起來還是有6小時的睡眠，所以其實並沒有關係。假如真的不想那麼早就起床的話，那就把上床的時間往後延一點。

　　躺在床上超過1個小時還睡不著的話，可能就需要想辦法解決才行。尤其是壓力造成失眠或睡眠品質變差時，身體得不到充足的睡眠也會讓壓力愈來愈大。還有一些情況則需要依靠安眠藥才能確保足夠睡眠，關於這方面的資訊就要找專業的醫生諮詢。

➡睡眠呼吸中止症　　　　　　　　　　　　　MEMO

這是一種睡覺時會呼吸中止（無呼吸）或呼吸變淺（淺呼吸）的疾病。1小時出現5次以上的呼吸中止或呼吸變淺，就會被診斷為睡眠呼吸中止症。打呼聲很響亮也是特徵之一。可能會引起心律不整、心絞痛、心肌梗塞等等，因此必須接受治療。

打造高品質睡眠的注意事項

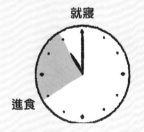

就寢

進食

一夜好眠的重點

- 寢室要保持適當的溫度與濕度
- 別累積太多的壓力
- 睡覺前3個小時內不吃東西
- 睡覺前不攝取含酒精、咖啡因的食物或飲料
- 適度地運動
- 午睡時間不宜太長

這樣做還是睡不著的話，就要找醫生諮詢！

28 冬天泡澡時 要注意「熱休克」

溫差會讓血壓出現劇烈的變化

適當的溫度變化能讓血管收縮及舒張,所以其實泡澡是有助於維持血管彈性的,且泡澡時的水壓也幾乎不會對心臟造成負擔。只是,**當外界的溫度變化太過激烈時,還是會讓血壓出現劇烈變化,使身體陷入危險的狀態**。由外界溫度激烈變化所引起的健康危害稱為**熱休克**,根據日本東京都健康長壽醫療中心在2011年進行的調查,估計日本**每年約有1萬7,000人死於熱休克**。

發生熱休克的情況有2種。一種是在寒冷的脫衣間脫掉衣物,身體感受到冷空氣而造成血壓升高,進入寒冷的浴室後,血壓再度上升,最後

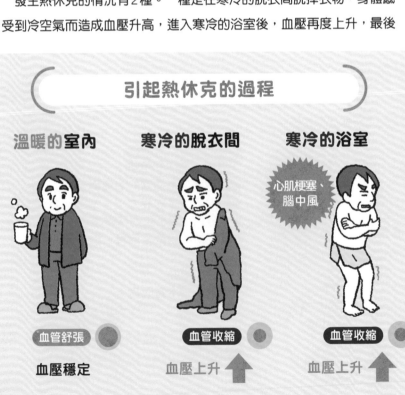

引起熱休克的過程

溫暖的室內　　　寒冷的脫衣間　　　寒冷的浴室

心肌梗塞、腦中風

血管舒張　　　血管收縮　　　血管收縮

血壓穩定　　　血壓上升　　　血壓上升

引起心肌梗塞或腦中風。另一種情況則是從寒冷的浴室進入溫度較高的泡澡水，劇烈的溫度變化造成血管擴張太快而引起低血壓，造成意識昏迷，最後溺死在浴缸中。

冬天洗澡前要先提高脫衣間及浴室的溫度

熱休克特別容易發生在冬天。脫衣間或浴室與泡澡水之間的溫差是造成熱休克的原因，**建議在脫衣間放置電暖器或使用浴室的暖風功能，提早在洗澡之前提高室內溫度，盡量降低溫差**。掀開浴缸的保溫蓋或使用蓮蓬頭的熱水沖一沖浴室，也可以稍微提高浴室的溫度。

另外，泡澡水的溫度也不能太高，**40～41℃左右是最剛好的溫度**。超過這個溫度就會刺激交感神經（參考P89），而不超過41℃的溫度則能刺激副交感神經，有放鬆身心的效果。

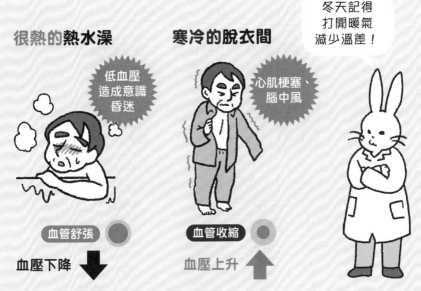

冬天記得
打開暖氣
減少溫差！

很熱的熱水澡

低血壓
造成意識
昏迷

血管舒張

血壓下降

寒冷的脫衣間

心肌梗塞、
腦中風

血管收縮

血壓上升

69

總 結

① 最簡單的身體狀態管理法是每天測量
心率、血壓及體重。

② 減少1g的食鹽攝取，血壓就會下降0.5～1.0。
從每天堅持「比昨天少一點」做起。

③ 與其斤斤計較卡路里，不如在體重增加後
少吃一些、多動一點。

④ 要積極攝取鉀、膳食纖維以及
不飽和脂肪酸。

⑤ 牙周病也是造成心臟病的原因之一。1天刷牙
3次可降低心臟衰竭或心房顫動的風險。

⑥ 每週做2～3次、每次30分鐘
自己覺得「微激烈」的運動。

⑦ 為了避免發生「熱休克」，冬天記得要
打開暖氣提高脫衣間及浴室的溫度。

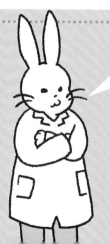

比起用盡全力
卻只有三分鐘熱度，
持之以恆才更重要！
你現在就做得到的事情
有哪些呢？

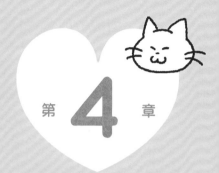

第 **4** 章

這些人都要注意
心血管疾病！

「生活習慣」與「年紀增加」都會引發心血管疾病

造成心血管疾病並導致病情惡化的2大因素

造成心血管疾病的因素除了基因遺傳之外，還有「生活習慣」與「年紀增加」。這2項因素都會讓心臟及血管愈來愈脆弱。

當**生活習慣出現問題**，造成血壓、血糖或膽固醇等數值異常或肥胖等情況時，都會讓**心臟及血管承受很大的負擔，進而導致心臟肥大**（參考P74）、**血管出現動脈硬化**（參考P124）等情況。

年紀增加也會讓心臟及血管漸漸衰弱，心臟的機能再也沒有年輕時的健全，還會出現瓣膜變硬、血管失去彈性等老化現象。

「年紀增加」無法改變，但「生活習慣」可以

人在年輕時很少發生心血管疾病，都是過了中年期，進入老年期後，心血管方面的疾病才會變得愈來愈多。**這是因為心臟及血管在上了年紀後就會自然衰退，再加上未調整有問題的生活習慣時，就容易出現心血管疾病。**

年紀增加是沒辦法改變的事情，但生活習慣卻可以靠自己改變。就算生活習慣不好，已經有高血壓、糖尿病、血脂異常症等問題，但只要接受適當的治療，控制好血壓、血糖及血脂肪，還是可以守住心臟及血管的健康。

第4章會詳細介紹高血壓、糖尿病等疾病，以及增加心血管疾病風險的肥胖，抽菸等因素。倘若覺得自己有風險的話，請務必落實第3章所介紹的因應對策。

這2項因素的累積會引發心血管疾病

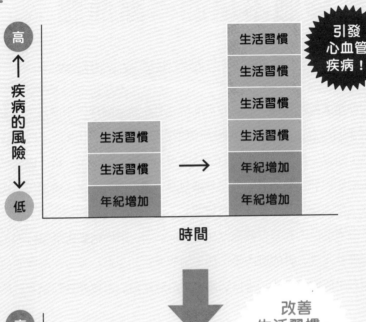

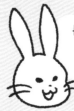 長年累積下來的生活習慣真的會讓人生病。
但不管從幾歲才開始行動，
還是有可能改善生活習慣！

30 讓心臟及血管
疲憊不堪的「高血壓」

長期的高血壓狀態會讓心臟肥大

　　血壓太高的時候，心臟要把血液往外送就會變得特別辛苦。因為血壓高會造成動脈的阻力增加，心臟就必須用更大的力量才能把血液往外送。所以，血壓不只會對血管造成壓力，對心臟也是一樣，**因此長期的高血壓狀態也可能導致心壁愈來愈厚**。這是因為心臟必須增加肌肉的厚度，才不會因為血壓過高而破裂。

　　心臟的肌肉都是仰賴冠狀動脈（參考P38）來供給氧氣及養分的，心壁變厚就代表心臟的肌肉量增加，需要更多的氧氣及養分。**心臟的肌肉必須有充足的血液才能維持活動，當心肌所需的血量超過冠狀動脈所能供**

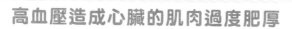

高血壓造成心臟的肌肉過度肥厚

正常的心臟　　　　　　　心肌肥大的肌肉

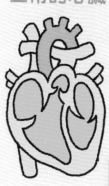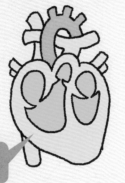

心肌變厚，
心臟內部的空間變小

長期血壓過高會導致心肌過度肥厚，需要更多的血液量來供給
氧氣及養分，這會造成肌肉無法獲得足夠的補給。

應的，這時心臟可能會因此而無法正常地工作。

鹽分攝取過多等因素會讓血壓變高

許多因素都會造成血壓升高，其中影響最大的因素就是**鹽分攝取過量**。當體內的鹽分增加時，為了維持血液中的鹽分濃度，身體會把更多的水分引進血管，造成血液量增加，血壓便隨之升高了。此外，**壓力或睡眠不足也會讓血壓上升，肥胖更是高血壓的主因**。

想要避免心血管疾病就必須**改善生活習慣**，消除這些致病因素。不過，想必還是有人就算生活習慣改變了但血壓仍然無法有顯著地下降，更有一些人根本就無法堅持改變生活習慣這件事。有以上情況的人需要透過藥物來降低血壓，千萬不能放任不管。只要血壓能夠下降，就有助於預防心血管疾病。

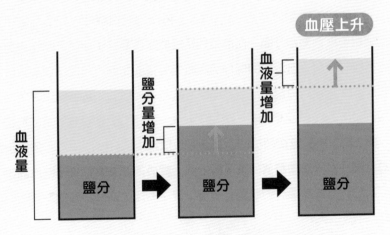

鹽分攝取過多造成血壓上升

血液中的鹽分濃度升高時，身體為了保持原本的鹽分濃度，
於是加入了更多的水分，增加的水量愈多，血壓就愈高。

31 「血糖值」愈高，血管受損的速度就愈快

血液中的糖分會附著在血管壁，引發問題

血糖指的是血液中的糖分（葡萄糖）。飯後的血糖值會升高，身體為了讓血糖值維持在一定的範圍，會透過胰島素來控制血糖。當胰島素無法正常作用，以致**血糖持續增加時，就會形成糖尿病**。

高血糖的狀態一直持續時，血液中的葡萄糖就會附著在蛋白質上。一旦葡萄糖附著在血管壁的蛋白質上時，血液中的免疫細胞便會對此產生反應，導致血管壁上的細胞受到免疫細胞的攻擊。**血管壁因此而受損時，血液中的膽固醇等脂質就會沉澱在這些部位，逐漸形成動脈硬化**（參考P124）。

必須控制好這 2 項血糖數值

判斷糖尿病最常使用的數值就是**空腹血糖**及**糖化血色素**（HbA1c）。

空腹血糖值指的是空腹10小時以上所測得的血糖值，只要一吃東西這項數值就會開始升高。血色素則是紅血球表面的蛋白質，糖化血色素的數值可以表示血液中的葡萄糖附著血色素的比例；當血糖過高的情況持續的愈久，葡萄糖所附著的血色素就愈多。因此，透過糖化血色素就可以了解過去1～2個月左右的血糖狀態，它不會受到進食狀況的影響。

這2項血糖數值都超標的人**就要減少飲食中的熱量及醣類。假如調整飲食還是沒辦法讓數值回復正常的話，就必須透過藥物來控制血糖了**。

一定要正視血糖過高的問題，不可以置之不理，這樣才有助於預防心血管疾病。

定期做檢查，注意血糖值是否過高

過多的糖損傷血管，形成動脈硬化

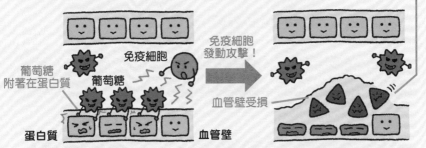

膽固醇沉澱

免疫細胞發動攻擊！

免疫細胞

葡萄糖附著在蛋白質

葡萄糖

血管壁受損

蛋白質

血管壁

一旦葡萄糖附著在血管壁的蛋白質，免疫細胞就會認為與葡萄糖結合的蛋白質是異物，便會展開攻擊導致血管壁受損。而膽固醇會沉積在血管壁受損的部位，形成動脈硬化。

血糖值與糖尿病的判斷標準

（mg/dL）

空腹血糖

126
110
100

糖尿病（必須治療）

必須密切觀察

正常偏高（輕度異常）

正常（無異常）

糖化血色素的正常值

6.5%以下

出處：東京都醫師會資料

5.6 6.0 6.5　（%）

HbA1c

想避免血糖過高，就要這麼做……

◉ 少吃白飯、麵包、麵類等含有許多醣類的食物
◉ 攝取膳食纖維或香菇、海藻、豆類
◉ 肚子餓了再進食
◉ 不要狼吞虎嚥、暴飲暴食

記住糖化血色素的標準值就是「體溫－30」。6.5以上就代表血糖值亮紅燈了！

32 「膽固醇」 是動脈硬化的原因

過多的膽固醇會沉積在血管壁

　　膽固醇是脂質的一種，許多人都以為它對身體有害，但其實膽固醇是構成細胞膜的成分之一，膽固醇不足會讓血管壁變脆弱，引起許多問題，例如：容易發生腦出血。

　　但是**當血液中的膽固醇過多，引起血脂異常症等問題時，同樣也會對血管產生不良影響**。在各種膽固醇中，特別要注意的是**容易沉積在血管壁的「壞膽固醇（低密度脂蛋白）」**。血管內側有一層薄膜，壞膽固醇會進入這層薄膜的下方，為了消除躲在薄膜下方的膽固醇，免疫細胞會進入血管壁，並引起發炎。

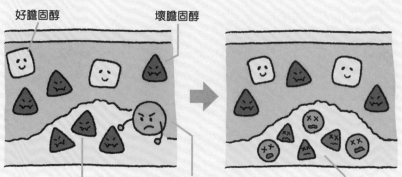

壞膽固醇會造成動脈硬化

好膽固醇　　　　壞膽固醇

壞膽固醇進入血管壁　　免疫細胞為了消除壞膽　　　　形成粥狀斑塊
　　　　　　　　　　　固醇，也會進入血管壁。

免疫細胞在消滅大量進入血管壁的壞膽固醇時，會引起發炎。累積在血管壁的物質會形成粥狀斑塊，一旦破裂就會形成血栓。

進入血管壁的膽固醇、免疫細胞，和吞噬壞膽固醇後所形成殘骸就會沉積在血管壁上，形成凹凸不平且隆起的「粥狀斑塊」。這就是動脈硬化（參考P124）。

斑塊破裂會形成血栓，堵塞血管

薄膜底下的粥狀斑塊一旦破裂，**血管內就會出現凝結的血塊，也就是「血栓」**。血栓隨著血液流動，**堵住冠狀動脈**（參考P38）**或腦動脈，就會引起心肌梗塞或腦梗塞**。當血液中的膽固醇等脂質過多時，要先改善飲食習慣，假如這樣做還是沒辦法降低膽固醇的話，就要跟血壓及血糖一樣透過藥物來控制了。

→壞膽固醇

MEMO

也就是低密度脂蛋白。它的作用是讓肝臟形成的膽固醇經由血管到達各個組織，形成細胞膜或體內激素。除了壞膽固醇外，血液中還有好膽固醇（高密度脂蛋白），作用是讓多餘的膽固醇回到肝臟。讓這2種膽固醇在血液中維持平衡是一件很重要的事。

別讓壞膽固醇超標了

壞膽固醇增加的原因

- 攝取太多的人造奶油、天然奶油、動物脂肪
- 過胖（肥胖造成中性脂肪增加，脂質代謝就會變差）
- 抽菸或過度飲酒
- 運動不足
- 壓力
- 遺傳或體質

壞膽固醇（低密度脂蛋白）的正常值

140 mg/dL 以下

每年都要做1次健康檢查，才能掌握壞膽固醇的數值！

「肥胖」會造成高血壓、高血糖等各種不好的問題

肥胖會增加所有疾病的風險

　　肥胖與血壓有著密切的關聯性。一般來說，**肥胖的人得到高血壓的機率約是正常人的2～3倍**。據說**體重每下降1kg，血壓就會降1～2mmHg**。舉例來說，當我們不斷地參加聚餐，讓體重逐漸增加時，血壓是真的會跟著變高喔。只要每天都固定量體重及血壓的話，就會發現這2項數據的變化。

　　肥胖除了會造成高血壓外，也是引起糖尿病、血脂異常症、高尿酸血症等疾病的重要因素。許多人都知道肥胖會使**動脈硬化**加劇，容易引起**心房顫動**（參考P118），還容易讓人出現**睡眠呼吸中止症**，跟許多心血管疾病都有關係。

微胖的人比瘦的人更長壽？

　　肥胖的確對身體不好，但過瘦也不是一件好事，對於高齡者而言更是如此。有一項以日本人為對象的研究，調查BMI與死亡率的關係，結果發現**死亡率最低的BMI範圍為21.0～26.9**。也就是說，不管BMI是大於還是小於這個範圍，死亡率都會增加。

　　日本肥胖學會將BMI大於18.5、小於25.0定義為「正常體重」，所以BMI在21.0～26.9的人其實屬於「微胖」體型。代表我們不必勉強自己一定要以纖瘦的身材為目標，只要像P44頁介紹的一樣，**盡力讓BMI落在22～25之間，保持微胖的身材就可以了**。

肥胖會傷害心臟及血管，引起各種疾病及問題

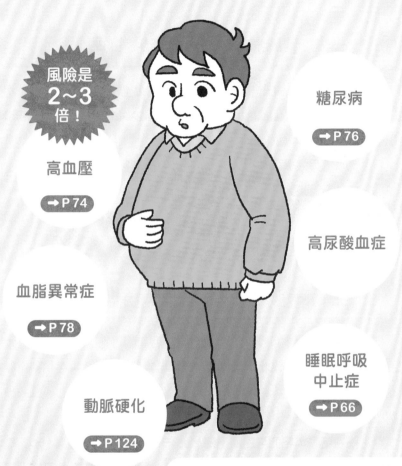

風險是
2～3
倍！

高血壓
→ P 74

血脂異常症
→ P 78

動脈硬化
→ P 124

糖尿病
→ P 76

高尿酸血症

睡眠呼吸
中止症
→ P 66

肥胖跟抽菸都會造成各種不好的影響。
以這個BMI範圍為目標，
努力地減重吧！

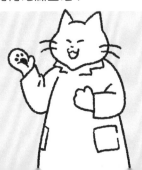

BMI

22～25

※BMI ＝體重（kg）÷身高（m）÷身高（m）

「腎臟」愈健康 就愈不容易得到心血管疾病

慎性腎臟病會增加心血管疾病的風險

腎衰竭或腎功能衰退持續 3 個月以上的狀態就稱為**慎性腎臟病（CKD）**。造成慎性腎臟病的原因有很多，有不少人都是因為高血壓或糖尿病而引起腎臟衰竭或腎功能衰退的。

根據一項流行病學調查發現**慎性腎臟病的人容易出現心血管疾病**。確切的理由並不清楚，目前推測可能是腎功能變差後，無法排出的老廢物質累積在血液中，對血管造成了傷害。另外，還可能是因為腎臟排出鹽分及水分的功能變差，使體內滯留過多的水分對血管造成影響。

要注意健檢報告中的 eGFR

根據日本腎臟學會的資料，日本的慎性腎臟病人數已經超過 1,300 萬人。即使沒有明顯的症狀，但健檢報告卻**出現尿蛋白陽性等可以確定腎功能衰退的結果，或「eGFR低於60」的狀態持續 3 個月以上，就會被診斷為慎性腎臟病。**

腎功能會隨著年紀的增加而下降，**eGFR在20歲時大約為100，每年約下降0.5～1**。過了 70 歲後，平均值就會降到 60 左右，已接近慎性腎臟病的診斷標準了。

➡ eGFR   M E M O

也就是「估算腎絲球過濾率」，是腎臟以尿液形式排泄老廢物質的能力。eGFR是根據血清肌酸酐的數值以及年齡、性別進行計算的，eGFR愈低就代表腎功能愈差，eGFR低於60是慎性腎臟病的診斷基準之一。

腎功能的狀態看「eGFR」最清楚

eGFR的年齡別平均值

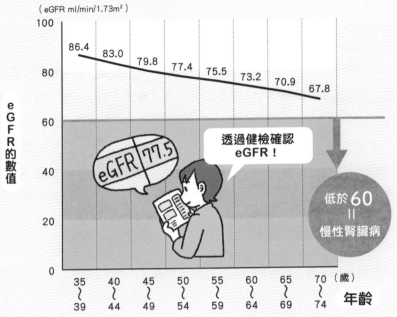

（eGFR ml/min/1.73m²）

eGFR的數值

86.4　83.0　79.8　77.4　75.5　73.2　70.9　67.8

透過健檢確認eGFR！

eGFR 77.5

低於60
＝
慢性腎臟病

年齡

35～39　40～44　45～49　50～54　55～59　60～64　65～69　70～74（歲）

出處：根據日本全國保險協會的資料製圖

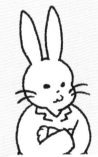

eGFR會隨著年紀的增加而降低。
男性與女性的eGFR數值不同，
女性的eGFR會比較高喔！

column eGFR比較高的高齡者看起來也會比較年輕

有些人就算已經70歲、80歲，外表還是比實際年齡來得年輕。這些人的eGFR值通常都比較高，大多還維持著正常的腎臟功能。可見eGFR的數值與「外表年齡」之間似乎存在著某些關聯性。或許就是因為腎臟負責許多重要的作用，所以腎功能愈好的話，看起來就會愈年輕。一般的健康檢查都會有尿蛋白與eGFR項目，請各位別忘了注意這2項數據。

35 吸菸者發生心肌梗塞的風險是非吸菸者的3倍

尼古丁與一氧化碳的強力作用

吸菸所產生的煙霧其中含有許多有害物質，對心臟、血管造成不良影響的物質主要是**尼古丁**與**一氧化碳**。尼古丁會刺激交感神經，**導致血管收縮、血壓升高，也會讓心跳加速**，對於心臟及血管而言都是負擔。由於一氧化碳比氧氣更容易與血紅素結合，**吸菸產生的一氧化碳一旦進入體內，就會降低血紅素的攜氧能力，使體內形成缺氧狀態**。身體為了獲得足夠的氧氣，只好讓心臟更用力地跳動，造成心臟及血管的負擔。

吸菸還會引起動脈硬化（參考P124），也容易形成血栓。據悉**吸菸的人得到缺血性心臟病的風險大約是其他人的2倍，其中發生心肌梗塞的風險更是高達3倍**，而且抽的愈多風險就愈高。不過只要開始戒菸，也能在戒菸的2年內大幅降低風險。

慢性阻塞性肺病會增加心臟及血管的負擔

有些抽菸的人會有慢性阻塞性肺病（COPD）。慢性阻塞性肺病是由於長年吸入香菸煙霧中的有害物質，造成肺部發炎。這會讓呼吸功能變差，陷入呼吸困難的狀態。如此一來，便會造成血液中的氧氣不足，所以心臟及血管只好更賣力地運送血液，才能提供足夠的氧氣給身體各個部位。吸菸不但會直接對心臟及血管造成危害，還會引起慢性阻塞性肺病，間接增加心血管疾病的風險。

抽菸確實會導致心臟疾病

每日的吸菸數與缺血性心臟病的風險

得到心肌梗塞的風險是……

不吸菸的 3 倍！

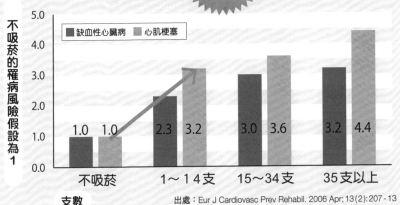

不吸菸的罹病風險假設為 1

■ 缺血性心臟病　■ 心肌梗塞

支數	缺血性心臟病	心肌梗塞
不吸菸	1.0	1.0
1～14支	2.3	3.2
15～34支	3.0	3.6
35支以上	3.2	4.4

出處：Eur J Cardiovasc Prev Rehabil. 2006 Apr; 13(2):207-13

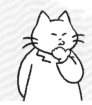

抽得愈兇，
風險也愈高呢……

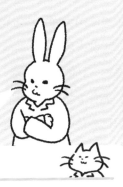

不過只要戒菸的話，
風險也會大幅降低喔

column　還要注意咖啡因不可過量

茶或咖啡中所含的咖啡因含量通常不會對健康造成危害。需要注意的是1天的咖啡因攝取量超過400mg（4～5杯咖啡）的情況。能量飲料或用來提神的營養補充品通常含有大量的咖啡因，1天喝太多罐能量飲料的話，咖啡因攝取量可能就會超過400mg。咖啡因會刺激交感神經，讓心跳加速、血壓變高，疑似有心律不整的人要特別注意。

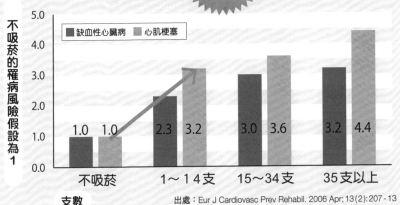

第 **4** 章　這些人都要注意心血管疾病！

36 「飲酒」過量會 讓心血管疾病的風險暴增

適量飲酒可以預防心血管疾病

「適量飲酒可預防心血管疾病」。喜歡喝酒的人聽到這句話應該都會很開心。這裡的適量指的是**男性每日攝取的純酒精量大約為20g、女性約10g**。純酒精含量為20g的酒精飲料為500㎖的啤酒1瓶、日本酒1合（參考P54）。

據說**適量飲酒的人得到心肌梗塞等缺血性心臟病的風險會減少20%**，還可以降低心臟衰竭或腦梗塞的風險。不過，這當然不表示原本不喝酒的人應該也要喝酒才對。

男性攝取的純酒精量若超過46g，死亡率就會急速攀升

「適度飲酒」的確可以降低心血管疾病的風險，但是一旦過量，反而會讓風險大增。日本做了一項關於飲酒量與死亡率之間的關係調查，共追蹤數十萬名男女性。這項調查的死亡率包含了心血管疾病、癌症、外傷等一切的死亡原因。

調查中發現，全因死亡率最低的是適量飲酒的人，男性及女性的平均每日酒精攝取量皆不超過23g。也發現**男性平均每日酒精攝取量一旦超過46g、女性超過23g，死亡風險就會增加**。這麼看來，平均每日酒精攝取量不超過以上的數字才是和酒精飲料和平相處的好辦法。

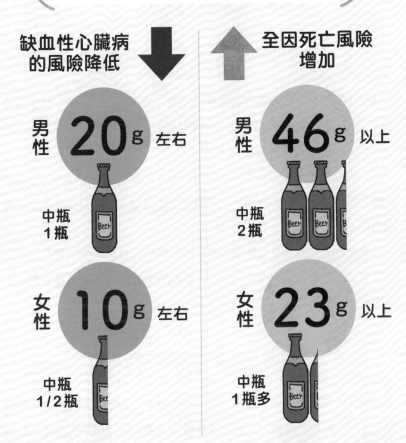

降低及增加心血管疾病風險的飲酒量

缺血性心臟病的風險降低 ⬇

男性 **20**g 左右
中瓶 1瓶

女性 **10**g 左右
中瓶 1/2瓶

⬆ 全因死亡風險增加

男性 **46**g 以上
中瓶 2瓶

女性 **23**g 以上
中瓶 1瓶多

※ 換算成純酒精含量後的1天平均量

出處：根據 J Epidemiol Community Health. 2012 May; 66（5）: 448-56 等資料製圖

column 心房顫動的人要注意飲酒

心房顫動（參考 P118）是心律不整的一種，會在酒精的誘發下發作。喝酒的當下並不會發生心房顫動，多半是在當天深夜才會發生，且隔天早上便已恢復正常。有些人會在半夜發作時發現，有些人則是毫無察覺，隔天早上才說自己不舒服。經常發生心房顫動的人可以記錄自己喝了哪些酒、喝了多少，這樣就能了解怎樣喝才不會引起心房顫動了。

「壓力」會讓心臟承受很大的負擔

找出適合自己的壓力消除方式

據說，以研究壓力獲得諾貝爾獎的漢斯‧塞利（Hans Selye）博士曾說過：「壓力是人生的調味料。」沒有壓力的人生也許真的枯燥乏味，但是壓力太大也會造成各種疾病。

壓力會讓身體出現各種問題，最具代表性的就是心血管疾病。**壓力會活絡交感神經，出現血壓上升、心跳加速的表徵，也容易引起心律不整**（參考 P 118）。

若要避免壓力造成心血管方面的影響，各位可以參考 P 64 的介紹，找出適合自己的壓力消除方式，例如：喜歡運動的人可以透過運動飆汗，進而幫助消除壓力。

不必排斥能讓心情愉悅的壓力

不管是觀看懸疑片、動作片，還是在觀看運動賽事時大聲加油，對身體而言同樣都是一種壓力。**身心處在提心吊膽、興奮激動的狀態下，血壓自然會上升，心跳也會加速。**

不過，這並不代表只能拒絕這些類型的電影跟運動賽事。這些壓力其實就是所謂的「人生的調味料」。不僅如此，看電影時感到緊張刺激或看比賽時的大聲歡呼，似乎有助於消除工作方面的壓力。

壓力狀態會造成心臟及血管的負擔

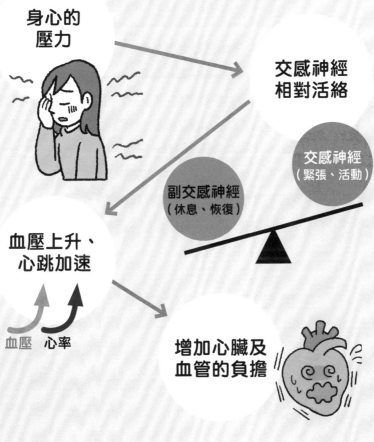

身心的壓力

交感神經相對活絡

交感神經（緊張、活動）

副交感神經（休息、恢復）

血壓上升、心跳加速

血壓　心率

增加心臟及血管的負擔

column 交感神經與副交感神經

自律神經是調節身體運作的自主神經，分為交感神經與副交感神經。交感神經負責讓身體進入活動模式，副交感神經則是讓身體進入休息模式。這2種自律神經的關係就像是車子的煞車和油門，會根據狀況調節彼此間的平衡，讓身體能夠正常地活動。交感神經與副交感神經之間要保持良好的平衡，不論哪一邊過度亢奮，都會引起身心的不適。

89

38 女性過了60歲 就要注意心臟病

女性荷爾蒙是保護心臟及血管的良藥

未滿60歲的女性通常不太會發生心血管疾病。當然還是有基因遺傳造成發病的例子，但除此之外幾乎看不到年輕的女性患者。至於為何會發生這樣的現象，其實是**女性荷爾蒙中的「雌激素」，它具有幫助血管擴張的功能，因而降低了血壓保護了心臟、血管的健康**。雌激素不僅有助於降低血壓，還能控制血糖及膽固醇。所以年輕的女性就算肥胖或運動量不足，也幾乎不會發生心血管方面的問題。

但進入更年期後，女性的雌激素分泌量逐漸減少，身體狀況與之前大不相同。**通常從60歲左右開始，就會有愈來愈多的女性發生心絞痛或**

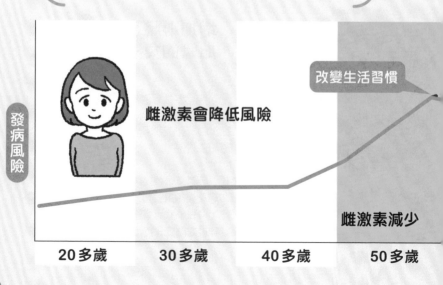

依照荷爾蒙的變化改變生活習慣

改變生活習慣

發病風險

雌激素會降低風險

雌激素減少

20多歲　　30多歲　　40多歲　　50多歲

心肌梗塞，比男性發生的時間大概晚5～10年。到了70、80歲以後，男性與女性得到心血管疾病的比例幾乎相同。只看這一點的話，也意味著女性在停經後有很高的機率會發生心血管疾病。

「跟往常一樣」的生活習慣無法防止心血管疾病

女性在**停經後最好要重新調整生活習慣**。倘若在停經後還是維持原來的生活方式或習慣，等到哪一天覺得身體不對勁時，心臟及血管可能都已經出問題了。根據資料顯示，**停經後的女性其運動量遠低於同齡的男性**（資料出自：高齡社會白書 令和3年版）。這個年齡層的女性比男性具備更好的溝通能力，也有許多與人交談的機會，但是**一整天的行走距離卻非常短**。為了心臟及血管的健康，建議女性在60歲後還是要重新調整生活習慣，並增加運動量。而男性不管在哪個年紀，都必須改善自己的生活習慣。

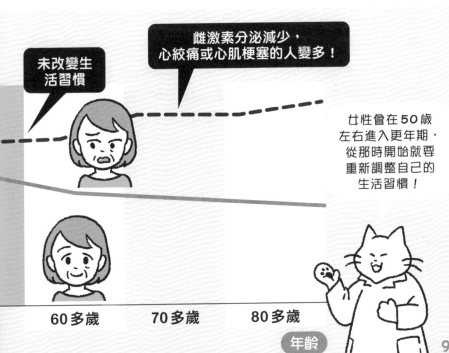

未改變生活習慣

雌激素分泌減少，心絞痛或心肌梗塞的人變多！

女性會在50歲左右進入更年期，從那時開始就要重新調整自己的生活習慣！

60多歲　　70多歲　　80多歲

年齡

39 家族若有心臟病史，自己也很可能得到同樣的病

心肌症及猝死症大多是基因遺傳

　　所有的心血管疾病都是由「生活習慣」、人人不可避免的「年紀增加」，以及「基因遺傳」造成的。基因遺傳與生活習慣對每一種心血管疾病的影響程度不一，有些比較嚴重的心臟疾病主要就是基因遺傳造成的。**會引發猝死的心臟病在日本俗稱「突然猝死症」，這些心臟病與心肌症主要都來自基因遺傳。**

　　不管是心肌症還是會引發猝死的心臟病，患者多半能在家族中找到有相同疾病的人，可見遺傳因素的確占了非常大的比重。

遺傳性心臟病的發作也跟生活習慣有關

　　提到遺傳性心臟病許多人都以為一出生或幼年時期就會發病，但實際上未必如此。基因異常也分成不同的程度，**假如程度比較嚴重的話，的確會在幼年時發病；但程度比較輕的話，就會受到生活習慣等因素的影響，可能直到成年後才發病。**如果是輕度基因異常造成的心臟病，只要保持健康的生活習慣、確實控制好血壓，還是可以延緩或防止的。

　　假如家族中有遺傳的心臟疾病，或是家族中有人死於猝死症，建議**每年都要做一次心電圖檢查，若發現異常建議由心臟血管內科醫師做進一步的診斷及治療。**

➡突然猝死症　　　　　　　　　　　　　　　　　　　　　　M E M O
包含布魯格達氏症候群、QT間期延長綜合症、兒茶酚胺多型性心室頻脈等許多類型的心臟病。

基因遺傳及年紀增加不可改變，
但個人的生活習慣可以改變

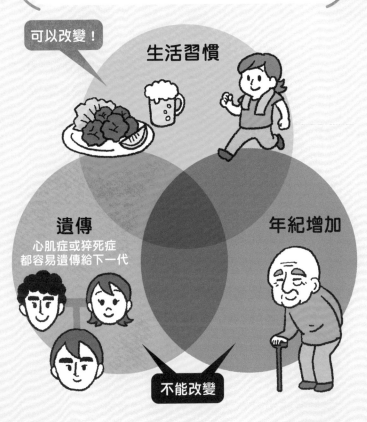

可以改變！

生活習慣

遺傳
心肌症或猝死症
都容易遺傳給下一代

年紀增加

不能改變

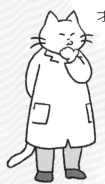

基因遺傳跟年紀增加
都不能改變，所以
才要改變我們的生活習慣！

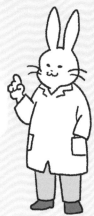

這一點也可以套用在
糖尿病、高血壓等
疾病喔！

總 結

① 在引起心血管疾病的因素中，能改變的只有「生活習慣」。自己心裡有數的話，就要改變生活習慣。

② 高血壓會讓心肌肥厚，一旦心肌量增加，氧氣及養分就會相對不足。

③ 高血糖會破壞血管。要努力讓糖化血色素低於 6.5%。

④ 壞膽固醇是造成動脈硬化的一大原因。要把壞膽固醇的數值控制在 140 mg/dL 以下。

⑤ 慢性腎臟病是造成心血管疾病的原因之一。要注意健檢報告中的 eGFR 數值。

⑥ 菸抽得愈兇、酒喝得愈多，得到心血管疾病的風險就愈高。

⑦ 家族中若有人得到心肌症或猝死症，自己也很有可能得到相同的疾病。

會不會得到心血管疾病，都是日積月累的結果。自己心裡有數的話，就從今天開始改變吧！

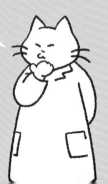

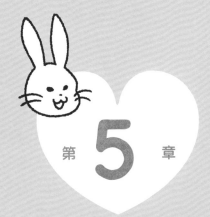

不可忽略的
「心臟病警訊」

每年接受聽診、胸部X光、心電圖檢查

有些心血管疾病確實沒有自覺症狀

許多有心血管疾病的人都不一定會發現自己已經生病了。有些心血管疾病是真的沒有症狀，有些則是讓人無所察覺。

例如：心律不整中的心房顫動（參考P118）發作時，大概有一半的人都不曉得身體發生了這樣的情況。一般來說，心絞痛或心肌梗塞（參考P116）都會引起劇烈的胸痛，但其實毫無症狀的情況也不在少數。甚至有些病患直到做了健康檢查後才發現原來自己有心肌梗塞的問題，在那之前毫無症狀可循。

所以，**千萬別因為沒有症狀就以為自己的心臟或血管很健康。就算對自己的健康狀況很有信心，還是必須每年做一次健康檢查。**

透過健康檢查了解心血管的狀況

只要固定每年做一次普通的成人健康檢查，也不一定要特別做進階的全身健康檢查。**只要定期做聽診、胸部X光以及心電圖檢查，基本上就足以掌握心臟及血管的狀態了。**

聽診主要是聽取心臟跳動的聲音，可以透過心跳節奏的不規律發現心律不整或心臟瓣膜疾病等異常。**胸部X光檢查可以確認心臟的形狀及大小**，比較容易發現心臟肥大或心肌症（參考P122）。**心電圖是最能發現心律不整的檢查項目。**

每年一定要做1次的檢查項目

聽診

聽取心臟跳動的聲音。心跳節奏不規律的話，就要懷疑是不是心律不整。也可以從心跳有無雜音，來判斷是否有心臟瓣膜疾病，造成瓣膜異常或血液逆流。

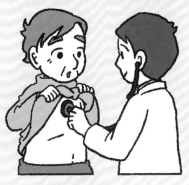

胸部X光檢查

在胸部區域照射X光，形成胸腔影像，可確認心臟的形狀及大小。比較容易在早期就發現高血壓引起的心臟肥大或心肌症等問題。

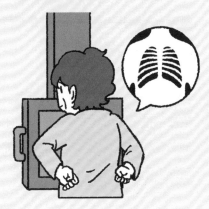

心電圖檢查

捕捉心臟跳動時的電子訊號，並以波形呈現出結果。不但能用來判斷心律不整，發生心絞痛或心肌梗塞時也會出現特殊的波形。

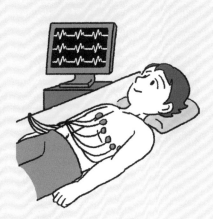

一般的成人健康檢查都包含了這3個項目，記得一定要做喔！

但如果覺得不太對勁時，就別等每年一度的健康檢查了，一定要趕快就醫！

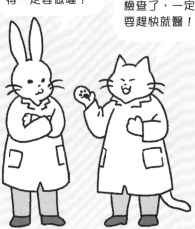

41 更詳細了解心臟狀態的精密檢查

心臟檢查的項目分為許多種

當心臟可能有異常狀況時，為了更瞭解心臟的情況，通常還會做**血液檢查、心臟超音波檢查，或是更詳細的心電圖檢查。**血液檢查確認血液中有無造成心臟負擔的因素，心臟超音波檢查則可以檢視心臟的形狀及跳動時的樣子。

一般心電圖檢查都是在身體處於靜止的狀態下進行的，且檢查時間通常都不長，所以當下未必能檢查出心臟的異常狀況。所以還有一些進階的心電圖檢查是讓受測者戴著儀器過生活的，或是在症狀出現時、運動過程中配戴心電圖儀器。

還有這些更詳細的心臟檢查

除了上述的檢查外，為了更仔細確認心臟及冠狀動脈的形狀，有時還會進行**心臟電腦斷層（CT）檢查**或**心臟核磁共振（MRI）檢查。**這2項檢查都是立體的3D影像，可以更清楚的看到心臟的狀態。

心臟核子醫學檢查（心肌灌注掃描）是將放射性物質注入血液，透過可對放射線產生反應的特殊攝影機拍攝心臟的影像。透過影像就可以了解血流狀態，所以能夠發現冠狀動脈狹窄或阻塞的部分。

心導管檢查是將導管伸入心臟的冠狀動脈，注入顯影劑將冠狀動脈的狀態形成影像。這項檢查同樣可以找出冠狀動脈狹窄的部分。

精密的心臟檢查項目

血液檢查

檢查膽固醇等血液中的脂質,還可以透過某些賀爾蒙的數值,得知心臟的負擔是否增加。

詳細的心電圖檢查

例如:紀錄24小時心電圖的「霍特24小時連續心電圖」、症狀出現時再裝上貼片的「可攜式心電圖機」、邊運動邊記錄的「運動負荷心電圖檢查」等等。

心臟MRI檢查

利用磁鐵將心臟的形狀形成影像。容易看出血流停滯的地方。不必擔心放射線的傷害,也不需使用顯影劑或導管。

心導管檢查

從手腕的動脈插入導管(細細的管子),到達心臟的入口後注入顯影劑,再用X光拍攝心臟的影像。從冠狀動脈的形狀可以看出是哪個部分比較狹窄或阻塞。

心臟超音波檢查

透過超音波儀器檢視心臟的狀態。不只可以看到心臟的形狀,還可以了解心臟跳動的情況。

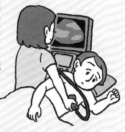

心臟CT檢查

利用顯影劑及X光拍攝立體的心臟影像。容易發現冠狀動脈狹窄或阻塞的部位。與心導管檢查相比負擔較小。

心臟核子醫學檢查
(心肌灌注掃描)

利用放射性物質與特殊機械拍攝心臟的影像。檢視放射性物質從冠狀動脈進入心臟肌肉的樣子,了解心臟的血流及肌肉的狀態。

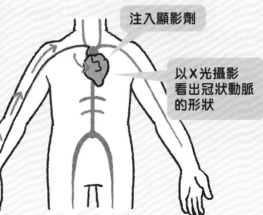

注入顯影劑

以X光攝影看出冠狀動脈的形狀

將導管經由動脈伸入心臟

42 容易出現「襪子勒痕」的人就要懷疑是不是心臟衰竭

流入心臟的血量減少，身體形成水腫

　　任何人穿上太緊的襪子都可能把腳踝勒出痕跡，但要是勒痕過於清晰或久久未消，就要懷疑身體是不是出現水腫了。而**引起水腫的代表性疾病就是心臟衰竭。**

　　心臟衰竭是指心臟的幫浦功能變差，每次跳動所送出的血液減少了，但滯留在心臟內的血量卻增加了。這樣一來，能夠流入心臟的血量也會變少，未能流回心臟的血液便滯留在靜脈中。心臟衰竭時就可能出現像這樣的水腫。血液受到重力的影響比較容易停留在下半身，所以水腫的情況經常發生在下肢，小腿跟腳踝才會那麼容易就留下襪子勒痕。

用手指按按腳背或小腿即可確認有無水腫

　　若要確認身體有無水腫，其實只要**用手指按一下腳背或小腿，看看有沒有留下痕跡**就知道了。腳背跟小腿正面的皮膚底下就是骨頭，沒有水腫的話，通常就不會留下痕跡。但當**下肢發生水腫時，手指按壓的部分就會往下陷，暫時形成一個圓形凹痕。**

　　不只心臟衰竭會引起水腫，有腎臟病的人也出現水腫症狀。腎臟的其中一項功能是形成尿液，當腎臟的功能變差後，多餘的水分便會滯留在體內，引起水腫。而**心臟衰竭引起的水腫有個特徵，那就是會伴隨著呼吸急促的症狀。**

心臟的幫浦功能一旦變差，便會引起水腫

水腫的形成過程

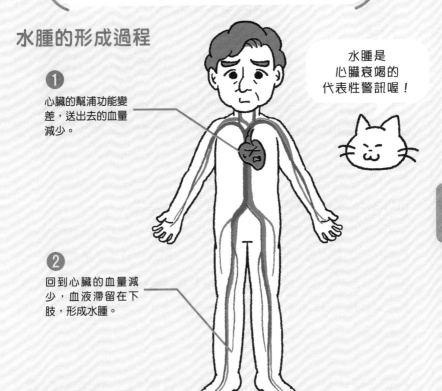

1 心臟的幫浦功能變差，送出去的血量減少。

2 回到心臟的血量減少，血液滯留在下肢，形成水腫。

水腫是心臟衰竭的代表性警訊喔！

確認水腫的方法

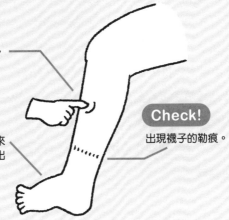

Check! 手指按著小腿約 10 秒，放開後會形成壓痕。

Check! 到了傍晚就覺得襪子愈來愈緊；腳背腫脹，看不出骨頭的痕跡。

Check! 出現襪子的勒痕。

43 有「心悸」或「呼吸急促」症狀 建議做心臟方面的檢查

像往常一樣活動，但卻開始覺得力不從心

身體若出現心臟方面的疾病，通常都會有心悸、呼吸急促等症狀，做某些事情開始變得吃力了。舉例來說，有心臟疾病的人容易覺得心跳很快、呼吸困難，不論是通勤時走樓梯上樓，還是要快速通過斑馬線等，都會感到非常吃力。**「以前明明沒問題的，為什麼我現在會這樣……」出現這樣的想法時就要懷疑心臟方面是否出現問題了。**

運動時的肌肉會需要更多的氧氣，所以心臟就必須提供大量的血液給肌肉，但如果心臟方面有問題的話，就沒辦法順利達成這項任務。因此，為了能夠送出大量的血液，**心臟就會加快速度跳動，如此一來便可能造成心悸。由於此時的身體處於氧氣不足的狀態，所以自然會加快呼吸的速度，以獲得足夠的氧氣。**

要注意「數個月內」或「數十分鐘內」發生的症狀

覺得自己有心悸或呼吸急促的症狀，但這樣的情況已經維持好幾年了，或症狀持續一整天的話，那就不需要太過擔心。倘若真的是心臟出現問題所引起的心悸或呼吸急促，通常都會對身體造成很嚴重的傷害。維持 1 年以上或持續一整天的情況就不太可能是出自心臟方面的疾病。

心悸或呼吸急促從數個月到數週前開始時不時地出現，才是必須多加留意的情況。通常症狀會在數分鐘至數十分鐘後開始緩解，發作的時間不會持續太久。假如每次出現症狀都有惡化的傾向，就必須立刻前往醫療院所就醫。

心悸及呼吸急促是
心臟功能變差的警訊

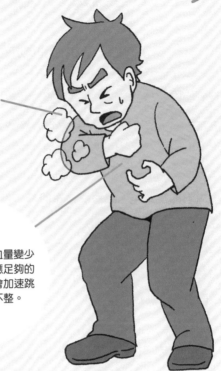

呼吸急促
由於氧氣供給不足，呼吸會變得又快又淺。

心悸
從心臟流出的血量變少了，但為了供應足夠的血液，心臟就會加速跳動，造成心律不整。

即使沒有心悸或呼吸急促，只要覺得「好像比以前還要不舒服」，就要安排檢查，以防萬一！

要注意的症狀有這些特徵

● **數個月至數週前才開始出現**

● **偶爾才會出現**

● **愈來愈惡化**

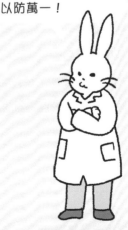

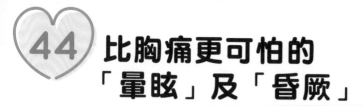

比胸痛更可怕的 「暈眩」及「昏厥」

心跳暫停引起的暈眩及昏厥

　　若提到心臟病會出現哪些症狀，應該有許多人都覺得是胸痛或胸悶，但其實只覺得胸痛或胸悶的人，大部分都沒有心臟方面的問題。胸腔內還有許多的器官，所以也可能是其他器官引起胸痛或胸悶的，甚至還可能只是自己突然在意起心臟的跳動，而感覺心臟在強力鼓動罷了。

　　在心臟病的症狀中，最需要注意的是「暈眩」及「昏厥」。這2種症狀常見於與耳鼻喉科相關的疾病或腦部方面的疾病，但心臟病也確實可能引起暈眩或昏厥。而且，**由心臟病所引起的暈眩或昏厥都是非常危險的**。因為這時的心跳通常會暫停、造成腦部缺血，心跳一旦停止，就無法保證能否恢復跳動了。

心臟病引起的暈眩及昏厥都沒有「前兆」

　　大多數的暈眩、意識不清、昏厥等症狀，也可能是暫時性的低血壓。例如：在朝會上暈倒的小學生、通勤途中突然在車站蹲下來的人，大多都是因為血壓過低。身體不適或過度勞累都會影響血壓的調節，使血壓突然大幅下降，導致腦部的供血量不足。這種情況的昏厥只是身體不適或勞累引起的，所以在倒下前都會出現不適感，也會覺得自己好像要暈倒了。相反地，**心臟病引起的暈眩、意識不清或昏厥不會出現任何前兆，當事人恢復意識後也不曉得剛才發生了什麼事。**

心跳暫停造成腦部血流不足，引起暈眩或昏厥

暈眩
出現兩眼昏花、身體搖晃、失去意識、眼前的物品出現疊影等症狀。

昏厥
失去意識，幾秒鐘或幾分鐘後就會清醒。

意識障礙
意識朦朧不清，無法正常分辨周圍的狀況。

當心跳暫停以致腦部供血不足時，就會引起這些症狀。

腦部供血不足是最可怕的狀況！

要注意的症狀

◎ 沒有前兆

◎ 意識恢復後就跟往常沒兩樣

第 **5** 章　不可忽略的「心臟病警訊」

105

「體重暴增」或
「食慾變差」都要多注意

體重在一週內增加 3～4kg 時，就要擔心是不是水腫

體重突然增加的時候，大部分的人都會以為是吃太多或是缺乏運動。不過，假如不是因為吃太多或運動不足造成體重暴增，那就要懷疑是不是出現水腫了。**尤其是體重在 1 週內增加 3～4kg 時，很有可能就是因為體內滯留了過多的水分。這時就必須提高警覺，別以為只是體脂肪增加**而已。每天固定測量體重有助於察覺身體是否有水腫的情況。

在 P100 提過水腫是腎臟病的症狀之一，但除了腎臟病外，心臟功能低下同樣也會引起水腫。假如體重增加的同時也發現腳踝容易出現襪子勒痕、腳背或小腿容易留下壓痕，就可以合理懷疑出現了水腫問題。

不可忽略的體重變化及食慾變化

體重在 1 星期以內

63.5

3～4 kg 增加

體重在短時間內暴增就要多加注意。
請每天測量並記錄體重，才有助於發現身體的變化。

許多器官都會「瘀血」

　　無法流回心臟的血液不會只停滯在下肢，還會停滯在許多內臟中，造成器官瘀血。例如：停滯在肺部血管中的血液會影響呼吸，讓人覺得呼吸困難；停留在腸胃等消化器官中，則會出現食慾不振等症狀。

　　食慾突然變差，什麼東西都不想吃，說不定就是因為心臟功能變差，血液停滯在腸胃造成腸胃瘀血。當身體出現這些警訊時，千萬不能掉以輕心。

MEMO

➡瘀血

靜脈中的血液無法回到心臟，滯留在內臟。相反地，將心臟的血液送往全身的動脈其中充滿血液的情況則稱為「充血」。

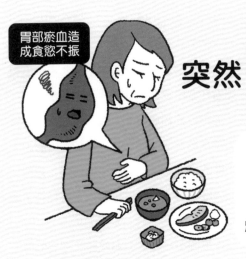

胃部瘀血造成食慾不振

突然 食慾不振

體重及食慾變化也是心臟病的重要警訊。當體重突然增加或食慾突然變差時，一定要馬上就醫，別以為只是「上了年紀」！

心臟功能變差，造成靜脈中的血液滯留在腸胃，導致食慾低落。

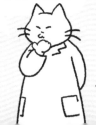

46 肩膀痛或胃痛也可能是心臟病的警訊

明明是心臟病，卻到醫院做胃鏡檢查？

心肌梗塞等心臟疾病的「疼痛」通常會出現在哪些地方？這個問題真的不太好回答。**有些人可能會覺得就是心臟附近，但有不少人的疼痛部位是在胸口正中央的心窩，結果誤以為是胃部不舒服**。所以，實際上真的有人明明是心臟方面的問題，卻到消化內科做胃鏡檢查。心肌梗塞發作時必須緊急送醫治療，千萬不能開玩笑。

除了胸口正中央外，**也有人會感覺到肩痛或背痛，更有人會出現喉嚨痛、口腔深處的牙痛**。當然，造成肩痛、牙痛等疼痛的主要原因還是在該部位，但還是要了解「**其他部位的疼痛**」也可能是心臟病引起的，以免耽誤心臟病的治療時機。

心臟沒有感覺神經

心臟病患者經常分不清楚具體的疼痛部位，那是因為心臟本身並沒有感覺神經。以心肌梗塞為例，患者在心肌梗塞發作時所產生的疼痛感，其實是由心臟外面那層膜上的感覺神經把訊息傳給大腦的，並不是心臟本身傳出來的訊息，所以不容易鎖定確實的疼痛部位。再加上這層膜的感覺神經所發出的訊息在抵達大腦的過程中，還會跟來自食道、胃部、氣管的神經或來自肩膀、背部的神經交匯，所以才會讓人覺得有許多地方都在疼痛。

此外，**每個人對於疼痛的感受程度都不一樣，就算是心肌梗塞的患者也有人幾乎感受不到任何疼痛**。一般來說，年紀愈大的患者愈不容易感覺到症狀。

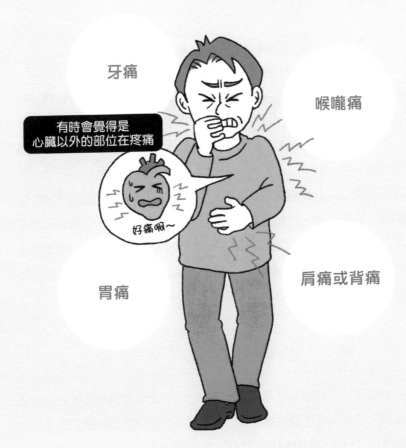

疑似心肌梗塞等心臟病的身體疼痛

牙痛

喉嚨痛

有時會覺得是
心臟以外的部位在疼痛

好痛啊～

胃痛

肩痛或背痛

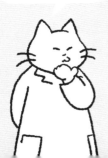

好難從牙痛或
喉嚨痛聯想到
心臟病啊……

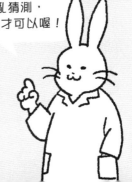

疼痛部位已進行過專業治療
但卻未獲改善的話，
千萬別自己胡亂猜測，
還是要找醫生商量才可以喔！

47　必須立刻叫救護車的症狀以及應對方式

出現以下的症狀就要直接叫救護車

在心血管疾病的症狀中，**最嚴重的是昏厥**。突然失去意識昏倒時，患者一定沒有辦法求救，這時候周圍的人就必須趕緊幫忙打電話叫救護車。**倘若出現心跳停止的現象，就要馬上進行心臟按摩。若有AED還可以用來協助急救。**

出現嚴重心悸引起的盜汗或畏寒、呼吸困難以致無法行動、意識愈來愈模糊、口齒不清、四肢發麻等情況，盡快請人幫忙打119叫救護車。另外，有時心臟衰竭還會出現一種特別的症狀，那就是患者**一躺下便覺得呼吸困難，身體要稍微起來一點才能順利呼吸，這稱為「端坐呼吸」**。當心臟衰竭患者出現這樣的症狀時，也必須盡速叫救護車。

覺得「應該叫救護車」時就別再猶豫

症狀發作時別再想著「再觀察一下好了」，這樣才不會延誤送醫的黃金時機。尤其是女性更容易以為症狀不嚴重，覺得沒必要叫救護車，結果卻耽誤了治療的最佳時機，所以一定要多加注意。

當直覺認為「這種情況應該叫救護車比較保險」時，**就不要猶豫，直接打119叫救護車**才不會浪費時間。在日本的話，不曉得該怎麼辦時，可以打電話到**急救安心中心事業（#7119）**，交由專業人員來判斷目前的狀態，假如他們認為情況緊急的話，就會直接連絡救護車。

→端坐呼吸　　　　　　　　　　　　　　　　　MEMO

躺下就覺得呼吸困難，坐起來才會比較輕鬆。這是心臟功能變差的特徵症狀之一。

出現以下的緊急症狀時，
就要立刻叫救護車

應該叫救護車的症狀

◎ 昏厥
◎ 意識障礙
◎ 嚴重心悸引起畏寒或盜汗
◎ 嚴重呼吸困難以致無法活動
◎ 口齒不清
◎ 四肢發麻
◎ 端坐呼吸

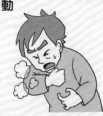

牙痛、喉嚨痛、
胃痛、肩痛、
背痛等問題怎麼
都治不好的話，
就要懷疑原因
是不是在於心臟。

要立刻做的事情

◎ 叫救護車
◎ 進行心臟按摩（心跳停止時）
◎ 使用AED（有的話就使用。只要
　依照說明指示，任何人都能操作）

AED

緊急時不要猶豫
119
在日本的話……
#7119

一旦猶豫就可能丟掉小命。
出現上述症狀時，
就要立刻打119叫救護車。

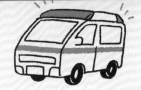

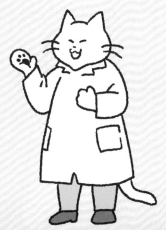

111

總 結

① 每年一定要做1次健康檢查，進行胸部聽診、胸部X光、心電圖檢查。

② 水腫是心臟衰竭的代表性警訊，容易出現襪子勒痕的人要多加注意。

③ 「心悸」與「呼吸急促」是心臟發出的悲鳴。「最近」、「偶爾」出現症狀時就要格外注意！

④ 「暈眩」或「昏厥」也可能是心跳暫停的警訊。沒有前兆、意識恢復後毫無印象的情況更危險。

⑤ 體重暴增、食慾不振都可能是心臟出問題。

⑥ 心肌梗塞或腦梗塞一旦發作，就是在跟時間賽跑，必須馬上處理。

⑦ 就算症狀緩解下來，也必須再經醫師檢查、診斷，千萬不可自以為是。

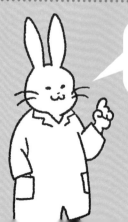

以為「反正胸口不會疼痛」或「只是偶爾才出現症狀」就認為自己不要緊，這可是非常危險的行為！

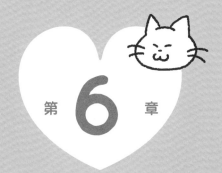

第 **6** 章

一定要認識的
心血管疾病

48 心臟衰竭是什麼樣的狀態？

心臟衰弱、血液停滯的狀態統稱為心臟衰竭

心臟衰竭並不是指某一種心臟疾病。當心律不整、心肌梗塞、心臟瓣膜疾病等心血管相關疾病惡化，**心臟無法再正常執行功能，形成血液滯留的狀態**就稱為心臟衰竭。由於血液滯留在心臟，因此全身各處的血液便無法照常地流回心臟，使身體出現水腫；當肺部的血液未能流回心臟時，就會導致肋膜腔積液，造成呼吸急促。**水腫、呼吸急促正是心臟衰竭的代表性症狀**。

心臟衰竭主要分為心臟收縮力道減弱的**收縮性心臟衰竭**，及心臟無法正常舒張的**舒張性心臟衰竭**。隨著高齡人口的增加，日本也出現愈來愈多的舒張性心臟衰竭患者。

防止急性心臟衰竭以避免情況惡化

一旦發生心臟衰竭，**就會陷入慢性＼急性心臟衰竭的循環，讓病情每況愈下**。當心臟狀態穩定、可用藥物穩定病情時，這樣的狀態稱為慢性心臟衰竭；當病情突然惡化，出現嚴重的呼吸急促或水腫而必須住院治療時，這樣的狀態則稱為急性心臟衰竭。

急性心臟衰竭即使透過治療讓症狀緩解後，心臟的機能也回不到原來的狀態，只會愈來愈差。重複發生急性心臟衰竭會讓狀況愈來愈嚴重，心臟再也不可能恢復以往的狀態。

在心臟衰竭的治療過程中，最重要的就是**確實服藥、保持減鹽飲食等生活習慣改善**，做好一切能避免急性心臟衰竭發作的自我管理。唯有如此，才能盡量延緩病情的惡化。

關鍵在於避免急性心臟衰竭

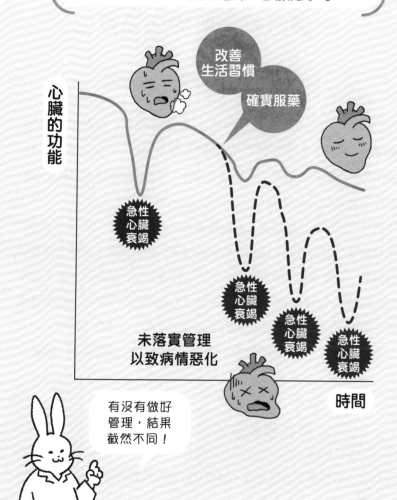

column 收縮性心臟衰竭與舒張性心臟衰竭

心臟在收縮時並不會把心室內的血液全部送出,只要射出率(用於檢視心臟每次跳動所送出的血液比例的指標)在60%以上,收縮功能就算正常。射出率低於40%的心臟衰竭稱為**收縮性心臟衰竭**(收縮能力變差的心臟衰竭)。當心肌僵硬、無法正常舒張時,心室空間就會變小,就算射出率不差,送出的血液量還是會減少。射出率高於50%的心臟衰竭通常都屬於**舒張性心臟衰竭**(仍維持收縮能力的心臟衰竭)。

49 心絞痛、心肌梗塞
——供應給心肌的血流受阻

滋養心臟的冠狀動脈出現問題

冠狀動脈（參考P38）是負責提供血液給心肌的血管，當冠狀動脈發生動脈硬化（參考P124）造成血管通路變窄；或是血栓（凝固的血塊）堵住冠狀動脈時，心肌就可能會出現缺血的情況。**這就是缺血性心臟病，在猝死的死因當中占了5～6成。**

缺血性心臟病分為**心絞痛**及**心肌梗塞**。

冠狀動脈的內部變窄，導致心肌未能獲得足夠的血液，這樣的狀態稱為心絞痛。運動會造成心跳加速，這時心肌需要更多的血液，當送往心肌的血量相對不足時就容易出現心絞痛。心絞痛的症狀有：**胸口疼痛或出現壓迫感。冠狀動脈完全堵塞則稱為心肌梗塞。**心肌缺血的部位會逐漸受損最後壞死。心肌梗塞發作時會出現**劇烈胸痛、呼吸困難、嘔吐**等症狀。

心導管手術及冠狀動脈繞道手術

不管是心絞痛還是心肌梗塞，治療方式都是擴張血管或是使用抗凝血藥物來讓血液不容易凝固。

冠狀動脈的非藥物治療方式主要有2種：**心導管手術**（參考P138），也就是將導管（細管）伸入冠狀動脈，以氣球擴張血管的狹窄部位，或是在擴張後在該處留置支架（金屬製的網狀細管）；另一種則是透過外科手術繞過阻塞部分，重新移植一條新的血管，這種方式就稱為**冠狀動脈繞道手術**（參考P139）。

心絞痛及心肌梗塞的特徵

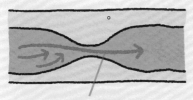

心絞痛

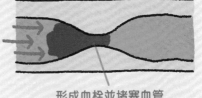

心肌梗塞

血流狀態變差

形成血栓並堵塞血管

冠狀動脈變窄，血液不易通往心肌。發作時可能會引起心室顫動（參考P118）並導致死亡。

冠狀動脈堵塞，血液無法抵達心肌。發作時可能引起心室顫動並導致死亡。

主要症狀

◉ 產生短暫的鈍痛感，感覺心臟像被掐住一樣
（數十秒至15分鐘內）
◉ 一活動就會痛，靜止時就不痛

主要症狀

◉ 持續長時間的劇烈胸痛或心悸
（15分鐘以上）
◉ 有時伴隨盜汗、畏寒或噁心

發作時

◉ 鬆開衣物，採取舒服的姿勢
◉ 假如呼吸及心跳停止，要進行心臟按摩、人工呼吸

發作時

◉ 馬上叫救護車
◉ 鬆開衣物，採取舒服的姿勢
◉ 假如呼吸及心跳停止，要進行心臟按摩及人工呼吸

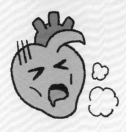

症狀發作的時候，
通常自己都會反應不過來。
劇烈胸痛持續好幾分鐘的話，
就要趕快叫救護車！

117

50 心律不整
——心臟的跳動不規律

心跳規律異常的「心律不整」

心跳規律異常的心臟疾病統稱為**「心律不整」**。心律不整的種類很多，有些不需要太過擔心，有些則可能引發猝死。

根據心跳規律異常的型態可大致分為3大類型：心跳節奏加速的**頻脈性心律不整**、心跳節奏變慢的**緩脈性心律不整**，以及心跳不規律、漏拍的**期外收縮**。許多人都有期外收縮的經驗，但幾乎都不需要接受治療。

假如需要接受治療的話，通常會根據症狀採取藥物治療，或進行心導管手術（參考P138）、裝設心律調節器（參考P139）等非藥物治療。

心房顫動發作時容易在心臟內部形成血栓

心房顫動是典型的頻脈性心律不整，這類型的心律不整患者相對較多，且必須接受治療。心房顫動發作時，靠近心臟入口的心房（參考P34）腔壁會像痙攣一樣輕微顫抖，使心房無法順利將血液送出，便導致血液滯留在心房。如此一來，**滯留的血液就容易在心房形成血栓，一旦血栓從心房進入血管後，就可能引起腦梗塞或心肌梗塞。**

心室顫動是心室（參考P34）像痙攣一樣輕微顫抖。**此時的心室失去了將血液送往全身及肺部的功能，使身體陷入致命危機。**一般而言，心室顫動發作後**每經過1分鐘，電擊的成功率就會降低7～10%**。

心律不整的主要特徵

頻脈性心律不整
→ 心房顫動、
　心室顫動

心跳過快（1分鐘超過100下）

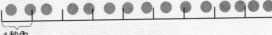

1秒內

緩脈性心律不整

心跳過慢（1分鐘少於50下）

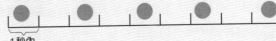

1秒內

期外收縮

心跳紊亂、漏拍

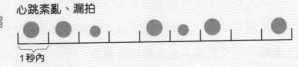

1秒內

心房顫動

心房像痙攣一樣輕微顫抖，讓血液無法順利送出。血液可能會在心房內形成血栓，引起心肌梗塞、腦梗塞。好發於年長者。

主要症狀

◉ 心悸、心跳亂拍
◉ 突然倒下
◉ 胸悶、胸痛
◉ 呼吸急促
◉ 暈眩或腳步不穩
※ 但每個人的症狀和程度都不同，
　也有許多人沒有自覺症狀。

發作時

◉ 有症狀的話就要就醫
◉ 有生活習慣病的話就要
　改善生活習慣

心室顫動

心室出現輕微顫抖，失去幫浦功能，無法將血液送往全身。若未立即送醫可能導致死亡。5～8成的心因性猝死皆是因為心室顫動。

主要症狀

◉ 喪失意識
◉ 心跳停止

發作時

◉ 立刻叫救護車
◉ 現場如有 AED 請立即使用

每經過1分鐘，
電擊的成功率就會
降低7～10％！

119

51 心臟瓣膜疾病——
心臟的瓣膜受損，血流出現問題

因為年紀增加造成瓣膜變硬

「瓣膜」的功能是防止血液逆流回心臟。當心臟要把血液往外送時，瓣膜便會打開，其他時候則會關上。左心房與左心室之間有**二尖瓣**，左心室與大動脈之間有**主動脈瓣**，這兩組瓣膜要正常開關，心臟才能維持良好的幫浦功能。**心臟瓣膜疾病**主要就出現在這兩組瓣膜上。

心臟瓣膜疾病大多是由於年紀增加，所以進入高齡化社會的日本就有非常多的心臟瓣膜疾病患者。就像肌膚會隨著年紀增加而變得粗糙，原本柔軟、有彈性的瓣膜也會隨著年紀的增加而慢慢變硬。**瓣膜要是不能完全打開，血液就無法順利流動；不能完全關上，當空隙出現時血液就會逆流回心臟**。一旦瓣膜出問題、影響到心臟的幫浦功能時，心臟就要更加賣力地跳動，便會逐漸往心臟衰竭的方向發展。

除了外科手術外，還可以做心導管治療

從前幾乎都要透過外科手術來進行**人工瓣膜置換或是整形手術**，才能從根本治療心臟瓣膜疾病。不過，這兩種都是大型的開胸手術，老年人的身體狀況通常難以負荷。

近年來已經發展出新的治療方式，可以**不必進行開胸的心導管手術**了。治療方式是從鼠蹊部將心導管推送至心臟，在瓣膜異常處打開導管前端的人工瓣膜，並將人工瓣膜留置在血管中（參考 P 139）。有些心導管手術是以瓣膜夾來固定閉鎖不全的瓣膜。這些手術方式對於身體的負擔都比較小，就算是年紀非常大的老年人也能負荷。

心臟瓣膜疾病的主要特徵

有心臟瓣膜疾病的話……

正常

打開　　閉合

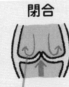

瓣膜打開
血液通過

瓣膜關上，
防止血液逆流

閉鎖不全（未完全關上）

打開　　閉合

瓣膜未閉合，血液逆流

狹窄（不好打開）

打開　　閉合

瓣膜僵硬，不易打開，通過的血液減少

容易出現問題的2組瓣膜

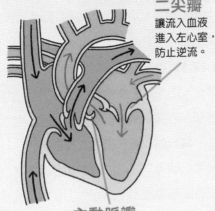

二尖瓣
讓流入血液
進入左心室，
防止逆流。

主動脈瓣
讓左心室的血液流入
大動脈，防止逆流。

心臟瓣膜疾病

心臟瓣膜未正常打開或閉合，使血流狀況變差，或出現逆流。

主要症狀

◎ 心悸
◎ 呼吸急促
◎ 水腫
◎ 容易疲倦

※ 但每個人的症狀和程度都不同，也有許多人沒有自覺症狀。

發作時

◎ 出現症狀就要就醫
◎ 有生活習慣病就要改善生活習慣

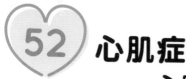

52 心肌症
——心臟的肌肉衰弱

擴張型心肌症會讓心臟的幫浦功能變差

就像P92的介紹一樣，心血管方面的疾病通常都是來自基因遺傳，再加上生活習慣或年紀增加造成的。**尤其是心肌症，這種心臟疾病通常與遺傳因素有很大的關係**。心肌症是心肌本身出現異常的疾病，有許多種類型，最具代表性的是**肥厚性心肌症**及**擴張型心肌症**。

心肌過度肥厚的心肌症即為肥厚型心肌症；而心肌壁過度拉伸以致厚度變薄、收縮能力變差的即為擴張型心肌症。肥厚型心肌症通常不會出現症狀，大部分的患者也只要定期檢查就沒問題了。但若是心肌壁過厚，造成心臟內部空間不足時，就必須進行治療。**擴張型心肌症會讓心臟的幫浦功能變差，幾乎所有的患者都會出現心臟衰竭**。另外，心肌症也是引發猝死的代表性疾病之一。

植入式心室輔助器已實際用於治療

心肌症的治療方式主要為藥物治療（參考P134）。醫生通常會使用降血壓的藥物，或是抑制心臟活動，讓心臟得以休養的藥物等等。

當擴張型心肌症的病情惡化、心臟衰竭的症狀愈來愈嚴重時，假如患者還很年輕，通常會考慮進行心臟移植。心臟移植是從根本解決心肌症的方式，但日本器官捐贈的數量很少，實際的心臟移植病例並不多。

以往的心室輔助器都很大台，患者還必須常常住院，近年來已經開始使用將輔助機械留置在體內的**植入式心室輔助器**。

心肌症的主要特徵

正常　　　　肥厚性心肌症　　　擴張型心肌症

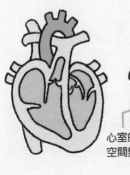 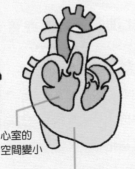 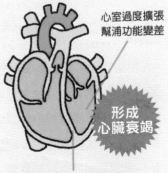

心室過度擴張
幫浦功能變差

形成
心臟衰竭

心室的
空間變小

心肌過度肥厚

心肌過度延展，厚度太薄

肥厚型心肌症

無高血壓或心臟瓣膜疾病等其他因素，
但心肌過度肥厚，阻礙心臟跳動。

主要症狀

- 心悸
- 呼吸急促
- 胸痛
- 昏厥

※ 但每個人的症狀和程度都不同，
　 也有許多人沒有自覺症狀。

假如有肥厚型心肌症

- 有症狀就要就醫
- 有生活習慣病就要
　改善生活習慣
- 定期檢查

擴張型心肌症

心肌變薄，尤其是左心室過度擴張。
病情惡化會導致心律不整或心臟衰竭。

主要症狀

- 心悸
- 呼吸急促、呼吸困難
- 容易疲倦
- 水腫

假如有擴張型心肌症

- 聽從醫師指示，努力減少鹽
　分攝取，減少對身體的負擔
- 接受適合的藥物治療
- 病情惡化的話，可以考慮心
　臟移植或植入心室輔助器

53 動脈硬化、動脈瘤、主動脈剝離
——血管變硬、出現腫包、破裂

動脈硬化加劇會堵塞血管

「動脈硬化」指的是血管變硬、失去彈性的狀態，此時的血管內側會形成粥狀斑塊。粥狀斑塊是血管內側的薄膜底下的不規則粥狀物質，由血液中多餘的膽固醇等物質形成。任何人的血管都可能出現程度不一的動脈硬化。**上了年紀後，動脈硬化的情況會愈來愈明顯，不好的生活習慣也會讓動脈硬化更加嚴重。**

動脈硬化會造成血管的通道變窄，一旦心臟的**冠狀動脈變窄，就會引起「心絞痛」**。此外，就像傷口在癒合時會形成結痂一樣，當血管內的粥狀斑塊破裂時，受損的部位就會形成血栓（凝固的血塊）。一旦出現血栓就有可能堵住血管。**冠狀動脈裡的血栓會造成「心肌梗塞」，腦動脈裡的則會造成「腦梗塞」**。其他部位的血管所形成的血栓進入冠狀動脈或腦動脈時，也有可能引起心肌梗塞或腦梗塞。

血管也可能破裂或剝離

血管的問題不只有動脈硬化，**血管的局部像氣球一樣鼓起的「動脈瘤」**也是其中之一。一旦腦部的動脈瘤破裂，就會引起腦部表面出血的「**蜘蛛網膜下腔出血**」。

另外，動脈的結構分為三層，分別為內膜、中膜及外膜，當高血壓或年紀增加造成血管逐漸劣化時，內膜就會變薄、發生破裂，血液便經由裂縫進入血管壁。這種現象出現在主動脈就稱為**主動脈剝離**，近來出現主動脈剝離的病患也愈來愈多了。

血管問題的主要特徵

動脈硬化

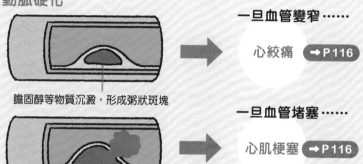

膽固醇等物質沉澱，形成粥狀斑塊

一旦血管變窄……

心絞痛 ➡ P116

一旦血管堵塞……

心肌梗塞 ➡ P116

粥狀斑塊破裂、出血，形成血栓

血管變硬，失去彈性，內側形成粥狀斑塊或血栓。動脈硬化會引起各種血管疾病，所以一定要改變生活習慣，拒絕抽菸並常運動。

動脈瘤

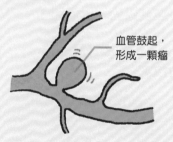

血管鼓起，形成一顆瘤

少有症狀，一旦出現症狀就會有生命危險。通常可透過 CT 或 MRI 等醫學影像（參考 P98）確認是否有動脈瘤，若有破裂的危險就要及早動手術。

主動脈剝離

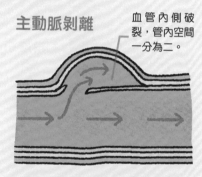

血管內側破裂，管內空間一分為二。

通常會覺得胸部或背部劇烈疼痛，隨著剝離的部位不同也可能引起其他症狀。通常可以透過醫學影像確認，多數需要進行緊急手術。

 蜘蛛網膜下腔出血 **腦出血**

總而言之，最重要的就是預防！努力實踐第 3 章的生活改善法吧！

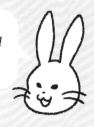

總　結

① 若不想因心臟衰竭而亡，就要透過藥物控制及改變生活習慣，防止「急性心臟衰竭」。

② 「心絞痛」或「心肌梗塞」是因為心肌缺血，在猝死的死因中占5～6成。

③ 「心室顫動」在心因性猝死的死因中占5～8成，也會引起「心肌梗塞」。

④ 「心臟瓣膜疾病」是因為心臟的瓣膜出現問題，血液未依照正確的方向流動。

⑤ 「擴張型心肌症」是心肌變薄且心室擴大的「心肌症」，也是引起心臟衰竭的一大原因。

⑥ 「動脈硬化」、「動脈瘤」、「主動脈剝離」會引發各種心臟或腦部的疾病。

已經有心血管疾病的人
當然不必多說，
現在還沒得病的人
也要「洞燭機先」，
才是最厲害的預防對策。

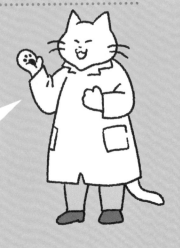

126

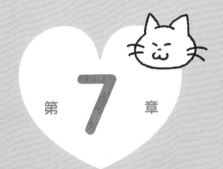

第 **7** 章

假如罹患
心血管疾病

54 持之以恆的「自我管理」是重點所在

不但要「治療」，還必須「自我管理」

得到心血管方面的疾病時，通常都會去醫院或診所看病，透過藥物來控制病情，或進行心導管手術等治療。不過，光是這樣還不夠，**除了配合醫生的「治療」外，患者還必須做好「自我管理」**

大多數的心血管疾病都是來自於遺傳、年紀增加及生活習慣。**基因遺傳及年紀增加是無法控制的因素，但保持良好的生活習慣卻是任何人都有機會辦得到的事。**

倘若沒有良好的生活習慣，那麼就算接受再好的治療，病情還是有可能再度惡化，也可能必須再次住院治療，讓生命陷入危險的狀態中。

要確實控制血壓及血糖

自我管理最重要的就是**控制好血壓、血糖、膽固醇等數值**。透過每天測量或每年一度的健康檢查來掌握數值，並落實第3章舉例的生活習慣，是控制血糖、血壓及膽固醇的不二法門。確實有許多人沒辦法落實這樣的生活，但我還是希望各位不要就此放棄。

即使沒辦法完全改善並落實理想的生活習慣，但只要遵照醫師的指示服用適合的藥物，還是有機會把血壓、血糖和膽固醇控制在尚可接受的狀態。再加上考慮到QOL（Quality of Life：生活品質），**在能夠堅持下去的範圍內持續改善生活習慣，同時好好配合藥物治療**，可說是控制血壓、血糖等數值的最佳辦法。

要持續自我管理、控制的數值

每天都要確認的數值

血壓

120／80 mmHg 以下 →P30

心率

60~70 次/分 →P28

BMI

22~25

※BMI＝體重（kg）÷身高（m）÷身高（m）
→P80

每年都要檢查1次的數值

壞膽固醇（LDL）

140 mg/dL 以下 →P78

糖化血色素

6.5 % 以下 →P76

eGFR

60 以上 →P82

column QOL與自我管理的平衡

為了讓各項數值都能保持在正常的範圍內，有許多事情都必須做好自我管理，例如：控制鹽分、醣類及油脂的攝取、不過量飲酒、保持運動習慣等等。不過，這就代表不能每天都開心地吃自己想吃的東西，就算不喜歡運動還是得強迫自己做運動，這樣反而會降低QOL（生活品質）。所以，一定要取得平衡，這樣才能保持QOL，同時也能持續地自我管理。

55 如何找到
適合的醫院及醫生

由家庭醫師介紹心血管的專科醫師

疑似發生心血管疾病時，可以先諮詢家庭醫師，**由家庭醫師介紹心臟血管內科的醫師**。如果沒有固定的家庭醫師，就找**住家附近專門看「心臟血管內科」診所**。需要更進一步的專業治療時，再由診所的醫師介紹前往大醫院的心臟血管內科就診。

如果有認識的人正在治療心血管疾病，也可以參考看看對方的意見。不過，對方的意見有時也會牽涉到與醫師的交情或個人評價，還是要**親自去給醫生看診**才能做判斷。

若要接受專業治療，也可以參考醫院的治療件數

心導管手術或外科手術等治療方式都需要高度的專業技術，假如真的需要做這方面的治療，**也可以參考醫院的治療件數**。並不是治療件數愈多就代表醫院的技術愈好，但在經驗豐富的醫院做這些專業治療還是比較讓人放心。以心導管手術（參考P138）為例，冠狀動脈血管形成術的治療件數一年若超過500件、經導管電氣燒灼術（參考P139）的治療件數一年若超過300件，就可以算是經驗豐富的治療院所了。

不過，也請各位千萬不要只用治療件數來評價一間醫院的好壞。因為有些不肖的醫院或診所會一直進行不必要的治療，藉此來增加治療件數。所以，治療件數只是就醫選擇的參考之一，不能當作唯一的指標。

如何找到理想的治療醫院

1 請家庭醫師介紹

家庭醫師更了解病患的既往症狀、目前的身體狀態、生活習慣等，猶如病患的顧問。且醫師通常也比較了解當地有那些醫院，所以可以先找家庭醫師商量。

2 前往「心臟血管內科」的診所就醫

「內科」又分為消化內科、胸腔內科、心臟血管內科等各項專科，所以這時一定要找經驗豐富的心臟血管內科醫師看診。如果直接到綜合醫院等大型醫院，也記得要掛「心臟血管內科」，而不是「心臟外科」。

3 找正在治療的熟人詢問意見

如果有認識的人正在接受治療，就可以透過對方來了解治療的效果、醫院的醫療體制、醫生的作風等等。不過，醫師還是會根據狀況選擇適合的治療方式。最後，醫生選擇的治療方式不一定完全相同。關於治療方式，還是要與醫生親自討論才行。

4 若要做專業治療，可參考治療件數

如果考慮進行手術等專業治療，可以到醫院的網頁看看治療件數。
每間醫院、每位醫師擅長的治療方式都不同，建議可以多比較幾間醫院。

除此之外，最重要的就是
實際就醫，看看……

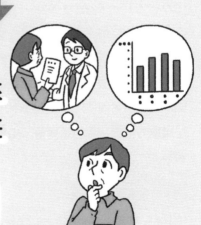

● 跟醫生合不合得來

● 醫生值不值得信任

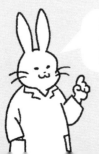

別只看醫院的
知名度或排行
就貿然決定！

56 想換醫院治療時 應該做哪些事

若對治療方針有疑問，可參考第二意見諮詢

也許有些患者從到醫院看診後，就對自己所做的治療或醫生建議的治療方式抱持著疑問，覺得：「這樣做真的沒問題嗎？」在進行任何治療時，醫病之間的知情同意（Informed Consent）是非常重要的，它指的是患者在聽了醫師的詳細說明後，同意接受醫師的治療。假如對治療內容有所疑問，或想知道是否還有其他治療方式，都可以與醫師一同討論。倘若這樣還是無法接受醫師的意見，**可以試試「第二意見諮詢」**，參考其他專科醫師的意見。現在的時代已經跟以前不一樣了，主治醫生若是不喜歡病患做第二意見諮詢，我們就可以考慮是否要全然信任這位醫師了。真的遇到這樣的情況時，也可以考慮到其他醫院接受治療。

尋求第二意見諮詢的流程

在日本進行第二意見諮詢時，必須準備**主治醫師的推薦函，以及患者的檢查報告等各種資料**。患者要先請目前的主治醫師提供這些資料，再帶著這些資料前往受理第二意見諮詢的醫院，交給負責的醫師參考。醫師會診察患者的狀況，並在參考所提供的資料後，寫下「我認為應該進行這樣的治療」等的意見信，由患者帶著這封意見信回去找原來的主治醫師。

> ➡知情同意（Informed Consent）　　　　　　　　MEMO
>
> 指醫師向病患詳細說明治療方式等相關資訊後，病患同意醫師的治療方式。病患的治療方針不全然是由醫師獨斷決定的，這也是病患非常重要的權利，其重要性與第二意見諮詢不相上下。

第二意見諮詢的流程

1 充分了解
主治醫師的治療方針

假如不夠理解
現在的治療方式,
就算進行第二意見諮詢,
也無法做出更好的判斷

2 尋找提供
第二意見諮詢的醫院

目前的主治醫師

3 將有意進行第二意見的想法
告訴主治醫師

A 醫師

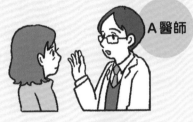

4 向醫院預約
第二意見諮詢

5 請主治醫師
提供檢查數據等資料

6 進行第二意見諮詢,
聆聽第二位醫師的意見

負責
第二意見
諮詢的醫師

B 醫師

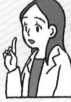

7 將第二意見諮詢的結果
告知原來的主治醫師

第二意見諮詢後的選項

兩位醫師的意見相同,患者同意醫師的看法
→由A醫師繼續治療

兩位醫師的意見分歧,但A醫師接受B醫師的意見
→由A醫師進行治療

兩位醫師的意見分歧,且A醫師不同意B醫師的意見
→患者選擇繼續接受A醫師的治療,或是到B醫師的醫院進行治療

57 治療心血管疾病的主要藥物

藥物療法很重要

在心血管疾病的治療中，藥物扮演非常重要的角色，種類也非常多。例如：**血管張力素轉化酶抑制劑（ACEI）、血管張力素受體阻斷劑（ARB）、醛固酮拮抗劑，都是用來擴張心血管的藥物**。目的是改善流向心臟以及從心臟出發的血流，**降低血壓，減輕心臟的負擔**。

此外，**還有藉由減緩心率，減輕心臟負擔的藥物，例如：乙型阻斷劑（β-Blockers）**。

幫助心臟收縮的藥物稱為**強心劑**。倘若減輕心臟負擔還達不到足夠的治療效果時，就必須**鞭策心臟，讓心臟正常工作**。

主要的藥物種類

擴張進出心臟的血管

讓運送養分至心臟的冠狀動脈擴張。可以降低血壓，減輕心臟的負擔。
➡ ACEI、ARB、醛固酮拮抗劑等等

降血壓

降低血壓，減少心臟或血管的受損。適用於高血壓患者。
➡降血壓藥

降低心率

當心率過快，例如：1分鐘超過100下，就會使用這一類的藥物來減輕心臟的負擔。
➡乙型阻斷劑

增強心搏

作用於心肌，增強心臟的搏動力道。也能改善全身血流，消除水腫。
➡強心劑

對症用藥

抗心律不整藥物是用於治療心律不整的，可分為許多種類，醫師會依照病患的狀況選擇適合的藥劑。

讓血液不易凝固的抗凝血劑或抗血小板藥物也是常見的心血管治療藥物。也有人把這一類的藥物稱為「清血管的藥」。血液在藥物的作用下不易形成血栓，可避免血流變差，預防心絞痛、心肌梗塞及腦梗塞。

當心臟衰竭引起水腫或呼吸困難時，醫師也會讓病患使用**利尿劑。利尿劑可增加病患的排尿量，藉此排出體內多餘的水分，改善水腫或肋膜腔積液等症狀**。

醫生並不會只看病名就直接開藥給患者，而是會根據疾病的類型、患者的病情與症狀、年齡等，才會決定要使用何種藥物及劑量。

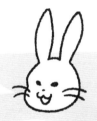

要跟醫生確認
「使用這種藥物的目的」

治療心律不整

讓心跳保持一定的節奏，不讓心跳出現過快等情況，以避免出現心律不整。
➡抗心律不整藥物

讓血液不易凝固

俗稱「清血管的藥」。可防止血管阻塞，預防或改善心絞痛、心肌梗塞、腦梗塞。
➡抗凝血劑、抗血小板藥物

幫助排尿

增加排尿量，幫助身體排出水分，改善或預防水腫及呼吸困難。
➡利尿劑

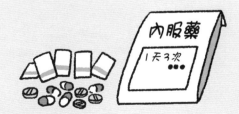

135

58 讓藥物發揮最大效果的服藥重點

按照醫師的指示服藥，才能發揮最大效果

醫師會根據病患的病情、檢查結果以及年齡等因素進行判斷，使用病患最需要的藥物及最適合的劑量。此外，當病患開始進行藥物治療後，醫師也會斟酌服藥後的效果及副作用，調整用藥種類及劑量。**若要讓藥物發揮出最大的治療效果，遵照指示服用是最重要的一件事。**

病患拿到藥物後必須理解這些藥物的「作用」及「服用目的」，這樣才能維持服藥的意願，不會忘記按時服藥。**拿到藥物以及說明後如有不清楚的地方，都可以向醫師及藥師詢問。**

不得擅自減藥或停藥

病患必須先了解服用的藥物有哪些副作用。當身體出現疑似副作用的症狀時，才能即時告知醫師，由醫師進行適當的處理。

只因在意副作用便擅自減藥或停藥，都是非常危險的行為。**藥物雖然有副作用，但也因為療效大於副作用影響，所以才會用於治療。**

➡藥物組合

關於藥物和食物的搭配，一般來說無需過於擔心；但要特別注意的是「華法林」這種抗凝血藥物。華法林通過抑制維生素K的活性來減緩血液凝結；因此，當食用富含維生素K的綠葉蔬菜如菠菜等，就可能降低華法林的藥效。

必須遵守的服藥觀念

了解
服藥的目的

以降血壓藥物為例，假如正在服用降血壓藥物，卻未改善造成高血壓的生活習慣，這樣就會影響治療的效果。一定要知道每一種藥物的服用目的，不可盲目地服用藥物。

了解副作用
及相關禁忌

可以查看藥品仿單或向醫生詢問，了解藥物有哪些副作用，當副作用發生時就能即時應付。此外，為了讓藥物充分發揮效果，也要先了解有無避免開車、飲酒等的禁忌。

不可隨意
增減服用劑量

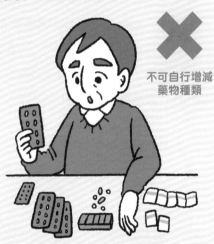

不可自行增減
藥物種類

每一種藥物都是醫師根據病人的病情及檢查結果，判斷應該使用多少劑量。絕對不可以因為「吃不完」、「效果不彰」等理由，就擅自增加或減少每次的服用量，這樣做是非常危險的。

不可隨意
停藥

不只是藥物的劑量，使用哪些藥物也是醫師根據專業進行判斷後決定的，就算服藥後感覺不到「病情明顯改善」，也希望各位都能想一想服用這些藥物的目的。效果也許是在「每天服用才能控制住症狀」。

對於藥物有疑問或要求時，務必
要與主治醫師討論

59 有哪些心臟手術？

心導管治療或裝設心律調節器

在心血管疾病的專業治療方式中，**心導管手術是非常普遍的作法。方式是將心導管放入手腕或鼠蹊部的血管，將導管伸入心臟或冠狀動脈進行治療。**

如果是缺血性心臟病，就可以考慮進行**經皮冠狀動脈血管形成術**，將心導管伸到血管阻塞的部分，再擴張導管前端的氣球，用氣球撐開血管，最後再將**支架**（金屬製的網狀管子）置留在此處。

心律不整的手術則有**經導管電氣燒灼術**，方式是將心導管的前端伸入心臟內部，**利用高週波燒灼心壁**。常用於治療心房顫動、上心室頻脈等

心血管外科治療相關用語

心導管

細管狀的醫療器材。讓導管經由手腕或鼠蹊部的血管到達心臟，不需進行開胸手術也能做各種治療。

心導管

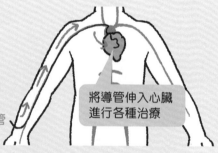

將導管伸入心臟進行各種治療

支架

金屬製的網狀醫療器材。透過心導管把帶著氣球的支架伸到血管狹窄的部位，以氣球撐開血管後，再將支架置留在此處，防止血管再度變窄。

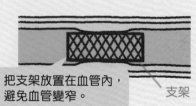

把支架放置在血管內，避免血管變窄。

支架

頻脈性心律不整。

　另一方面，緩脈性心律不整的治療則是使用**心律調節器**。透過心律調節器傳送電流至心臟，幫助心臟進行收縮，讓心臟不要跳得太慢。

心臟瓣膜疾病或缺血性心臟病的手術

　除了以上介紹的療法，還有心臟外科手術。心臟外科手術多用於治療心臟瓣膜疾病，有**修補主動脈瓣或二尖瓣**（參考 P120）**形狀的「瓣膜修補手術」**，以及**將瓣膜置換成人工瓣膜的「瓣膜置換手術」**。

　如果是心絞痛、心肌梗塞等缺血性心臟病，則會進行**冠狀動脈繞道手術**。這是**繞過冠狀動脈的狹窄處，將其他部位的血管移植到冠狀動脈**的手術。

　心臟外科手術基本上都要在胸口中央劃出一個很大的開口，不過最近也發展出新的手術方式來縮小胸口的開口範圍。

假如還有其他不懂的名詞，
也可以問問醫師喔！

電氣燒灼術

英文為 ablation，有「燒灼、消融」等意思。常見的電氣燒灼術為「經導管電氣燒灼術」，是透過心導管來燒灼異常的部位。

心律調節器

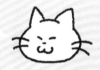

藉由植入體內的機械發出電流訊號，來防止心跳變慢。

透過電流訊號
輔助心臟收縮

人工瓣膜

以人工方式製作而成的心臟瓣膜，用來治療心臟瓣膜疾病。植入心臟內部，防止血液逆流。

繞道手術

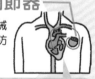

將其他部位的血管移植到冠狀動脈，繞過冠狀動脈的狹窄處或堵塞處，形成「另一條通道」。

總　結

①　假如得到了心臟疾病，「自我管理」才是救命符。要改善生活習慣，正確服藥。

②　挑選醫院時可以先找家庭醫師討論，不能只看評價，還要實際就醫才能判斷。

③　諮詢第二意見是患者的權利。對於治療有疑問時皆可行使這項權利，不必顧慮太多。

④　要了解「吃了什麼藥」、「為何要吃這種藥」，不要認為「醫生開的藥照吃就對了」。

⑤　自行增減藥物或停藥的做法很危險，「依照處方指示服藥」才是鐵則。

⑥　現在已經有新的治療方式，不一定要動開胸手術。有必要的話，也可以考慮這種外科治療方式，不用過於害怕。

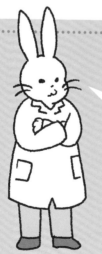

治療是病患與醫師的兩人三腳競賽。理解並同意醫師的治療方針後，還要遵從醫師的指示。

結 言

請從今日開始
實行一項可落實的預防對策

　　非常謝謝各位讀者讀到最後一頁。當各位讀完這本書、闔上書本的那一刻，還記得什麼呢？哪怕腦袋只記得一件新知識，那也是往前邁進了一大步。

　　我認為這本書的任務之一，就是讓各位產生「不想也不要得到心血管疾病」的想法。

　　當各位產生這樣的念頭後，請先試著落實一項預防心血管疾病或改善生活習慣的對策。

　　將這些知識運用在日常生活中的某個場景，在不影響生活的情況下盡力做到改善，對於預防得到心血管疾病以及避免病情惡化，都是極為重要的一件事。

　　剪去多餘不必要的枝葉，給予乾淨的水分以及充分的日光……。這些都是讓植物茁壯成長的關鍵。保養心臟及血管也是同樣的道理，希望各位每一天都能細心地照料自己的心臟及血管。

山下武志

紀錄表 ※可參考 P45 的範例，請各位複印後使用。

	一	二	三	四	五	六	日
日期	/	/	/	/	/	/	/
體重（kg）‧ BMI							
血壓‧心率 (mmHg、次／分) 早	/ (　　)	/ (　　)	/ (　　)	/ (　　)	/ (　　)	/ (　　)	/ (　　)
血壓‧心率 (mmHg、次／分) 晚	/ (　　)	/ (　　)	/ (　　)	/ (　　)	/ (　　)	/ (　　)	/ (　　)
運動（〇或×）							
服藥 (吃過藥就打勾) 早	☐	☐	☐	☐	☐	☐	☐
服藥 (吃過藥就打勾) 中	☐	☐	☐	☐	☐	☐	☐
服藥 (吃過藥就打勾) 晚	☐	☐	☐	☐	☐	☐	☐
備註 紀錄心悸、呼吸急促、水腫等症狀，或是當天的狀況，如：喝酒、吃太多等等							

	一	二	三	四	五	六	日
日期	/	/	/	/	/	/	/
體重（kg）‧ BMI							
血壓‧心率 (mmHg、次／分) 早	/ (　　)	/ (　　)	/ (　　)	/ (　　)	/ (　　)	/ (　　)	/ (　　)
血壓‧心率 (mmHg、次／分) 晚	/ (　　)	/ (　　)	/ (　　)	/ (　　)	/ (　　)	/ (　　)	/ (　　)
運動（〇或×）							
服藥 (吃過藥就打勾) 早	☐	☐	☐	☐	☐	☐	☐
服藥 (吃過藥就打勾) 中	☐	☐	☐	☐	☐	☐	☐
服藥 (吃過藥就打勾) 晚	☐	☐	☐	☐	☐	☐	☐
備註 紀錄心悸、呼吸急促、水腫等症狀，或是當天的狀況，如：喝酒、吃太多等等							

		一	二	三	四	五	六	日
日期		／	／	／	／	／	／	／
體重（kg）‧BMI								
血壓‧心率 （mmHg、次／分）	早	／ （　　）	／ （　　）	／ （　　）	／ （　　）	／ （　　）	／ （　　）	／ （　　）
	晚	／ （　　）	／ （　　）	／ （　　）	／ （　　）	／ （　　）	／ （　　）	／ （　　）
運動（○或✕）								
服藥 （吃過藥就打勾）	早	☐	☐	☐	☐	☐	☐	☐
	中	☐	☐	☐	☐	☐	☐	☐
	晚	☐	☐	☐	☐	☐	☐	☐
備註 紀錄心悸、呼吸急促、水腫等症狀，或是當天的狀況，如：喝酒、吃太多等等								

		一	二	三	四	五	六	日
日期		／	／	／	／	／	／	／
體重（kg）‧BMI								
血壓‧心率 （mmHg、次／分）	早	／ （　　）	／ （　　）	／ （　　）	／ （　　）	／ （　　）	／ （　　）	／ （　　）
	晚	／ （　　）	／ （　　）	／ （　　）	／ （　　）	／ （　　）	／ （　　）	／ （　　）
運動（○或✕）								
服藥 （吃過藥就打勾）	早	☐	☐	☐	☐	☐	☐	☐
	中	☐	☐	☐	☐	☐	☐	☐
	晚	☐	☐	☐	☐	☐	☐	☐
備註 紀錄心悸、呼吸急促、水腫等症狀，或是當天的狀況，如：喝酒、吃太多等等								

山下武志

心臟血管研究所所長、日本心血管系統學會認定心血管系統專門醫師。專業為心血管系統內科，特別是心律不整。畢業於東京大學醫學系，曾擔任東京大學醫學系附屬醫院第二內科助手，後任職於心臟血管研究所附屬醫院。現為日本心臟病學會特別正會員、日本內科學會認定內科醫師、指導醫師、日本心律不整心電學會理事。對於心臟病的預防及管理抱持著「患者本人及家人都必須具備相關知識，也必須改善生活習慣」的想法，不但出版關於心臟病的專業書籍，也致力透過書籍、電視節目提供一般民眾也能理解的心臟病資訊。參與的電視節目有「世界一受けたい授業」（日本電視台）「きょうの健康」（NHK電視台）等等。著有《專門医が教える 動悸・息切れ・胸の痛みが気になったら最初に読む本》（ASA出版）、《心房細動に悩むあなたへ 改訂版（NHK出版病気がわかる本）》（NHK出版）等書籍。

執筆協力	水城昭彥
封面・本文設計	萩原 睦（志岐デザイン事務所）
本文插圖	角 一葉
編集協力	深谷美智子（le pont）
校正協力	有限会社くすのき舎

預防心血管疾病的保健法
靠自己改善高血壓＆高血糖

出　　　版／楓葉社文化事業有限公司
地　　　址／新北市板橋區信義路163巷3號10樓
郵 政 劃 撥／19907596　楓書坊文化出版社
網　　　址／www.maplebook.com.tw
電　　　話／02-2957-6096
傳　　　真／02-2957-6435
監　　　修／山下武志
翻　　　譯／胡毓華
責 任 編 輯／陳鴻銘
內 文 排 版／楊亞容
港 澳 經 銷／泛華發行代理有限公司
定　　　價／350元
初 版 日 期／2023年11月

國家圖書館出版品預行編目資料

預防心血管疾病的保健法：靠自己改善高血壓＆高血糖 / 山下武志(監修)；胡毓華譯. -- 初版. -- 新北市：楓葉社文化事業有限公司, 2023.11　面；公分

ISBN 978-986-370-612-0（平裝）

1. 心臟　2. 心血管疾病　3. 保健常識

415.942　　　　　　　　　112014543